Mosaik

Dr. Ernst Schrott

Gesund und jung mit Ayurveda

Die sanfte Heilweise für vollkommene Gesundheit und inneres Gleichgewicht

Mosaik Verlag

Der Autor

Dr. med. Ernst Schrott hat in München Medizin studiert. Seit 1984 ist er Arzt für Naturheilverfahren und Homöopathie mit eigener Praxis. Außerdem ist er ärztlicher Leiter des Maharishi Ayur-Ved Gesundheitszentrums in Regensburg. Seine Ausbildung im Ayurveda erhielt er bei führenden Ayurveda-Ärzten Indiens.

Hinweis für Leserinnen und Leser

Alle genannten Produkte, wie zum Beispiel Tees oder Öle, und alle anderen ayurvedischen Hausmittel können Sie entweder in Ihrer Apotheke kaufen oder bei den auf Seite 125 f. angegebenen Adressen bestellen.

Redaktion: Andrea Anna Cavelius,
Ulrike Erbertseder, Birgit Frohn
Fotos: Matthias Ziegler
Styling: Birgit Frohn
Layoutkonzeption: Rita Gerstenbrand
Umschlaggestaltung: Martina Eisele
Umschlagfoto: Matthias Ziegler

Der Mosaik Verlag ist ein Unternehmen
der Verlagsgruppe Bertelsmann

Satz: Filmsatz Schröter GmbH, München
Druck und Bindung: Mateu Cromo, Pinto
Printed in Spain
ISBN 3-576-10614-6

Inhalt

Der Ayurveda

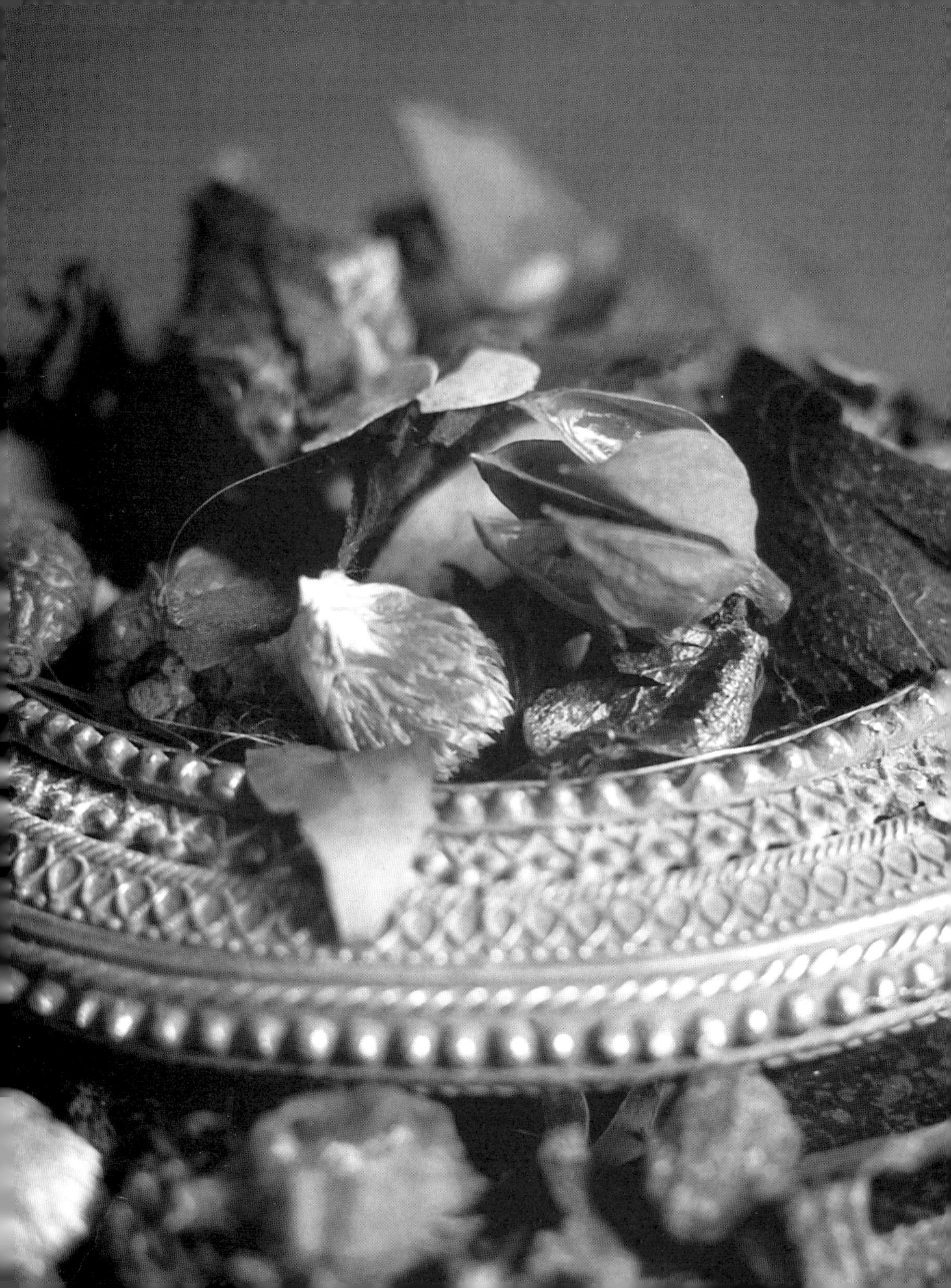

Die Quellen jahrtausendealter Heilkunst

Seine historischen Wurzeln hat der Ayurveda, die »Wissenschaft vom langen und gesunden Leben«, in der vedischen Kulturepoche des alten Indien. Er ist der medizinische Zweig der 27 Wissenschaften umfassenden vedischen Literatur, die in vier Hauptwerken zusammengefaßt ist. Diese wurden etwa zwischen dem 3. Jahrtausend vor bis zum 8. Jahrhundert nach Chr. aufgezeichnet. Wichtigste schriftliche Quellen des Ayurveda, auf die sich die Vaidyas, die Ayurveda-Ärzte Indiens, bis heute stützen, sind die von den großen ayurvedischen Ärzten Caraka und Sushruta verfaßten Samhitas sowie die Lehrschrift nach Vagbhata.

Die universelle Gültigkeit der vedischen Lehre und die ursprüngliche Ganzheitlichkeit der ayurvedischen Heilverfahren faszinierten von jeher Ärzte und medizinische Gelehrte ihrer Zeit. So beeinflußte sie auch die medizinische Entwicklung im asiatischen Raum: Hippokrates, der bedeutendste Vertreter der altgriechischen Heilkunde, soll von der ayurvedischen Lehre inspiriert gewesen sein. Ebenso bildete sie die Grundlage altägyptischer, tibetischer und chinesischer Heilmethoden.

Veda – die stille Intelligenz der Natur

Die in Sanskrit verfaßten Veden, das »vollständige Wissen«, gelten als die ältesten Belege indischer Kultur und Heilkunde. Die wahre Heimat der Veden ist jedoch nicht Indien oder irgendein anderes Land der Welt. Sie sind nach eigenem Selbstverständnis apaurusheya, »vom Menschen ungeschaffen«, zeitlos, die stille Intelligenz der Natur. Ihr Ausgangspunkt ist die Schau der vedischen Weisen, die erkannten, daß dieses Wissen in der Ruhe des eigenen Bewußtseins von

DIE LEHRSCHRIFT Ashtanga Hridaya, »Das Herz der achtgliedrigen Medizin«, des altindischen Arztes Vagbhata (etwa 800 n. Chr.) bildet mit den beiden anderen Samhitas eine Trilogie

GESUND IST DER MENSCH, WENN SICH Körperfunktionen wie Stoffwechsel, Verdauung, Gewebefestigkeit und Ausscheidungen im Gleichgewicht und Seele, Sinne und Geist im »dauerhaften Zustand inneren Glücks« befinden (Sushruta, 750 v. Chr.)

jedem Menschen erfahren werden kann.
Die praktische Anwendung des Veda und der vedischen Literatur ist eine der herausragenden Entdeckungen unserer Zeit durch den vedischen Gelehrten Maharishi Mahesh Yogi. Er hat in Zusammenarbeit mit dem Neurophysiologen Dr. Nader gezeigt, daß sie den stillen und unmanifesten Bauplan für die Anatomie und Physiologie des menschlichen Körpers bilden. »Alle Komponenten, Organe und Organsysteme des menschlichen Körpers, vor allem der verschiedenen Teile des Nervensystems stimmen, entsprechend ihrer Spezialisierung, sowohl in Struktur als auch in Funktion, eins zu eins mit den 27 Zweigen der vedischen Literatur überein.« (siehe Literaturverzeichnis, S. 126) Daraus ergibt sich ein völlig neuer – vedischer – Ansatz zur Erhaltung der Gesundheit und zur Heilung von Krankheiten. Durch geeignete Methoden und Anwendungen besteht die Möglichkeit, die Grundlage von Gesundheitsstörungen im Bereich des inneren Bauplanes des Menschen zu behandeln.

Die Einheit von Mensch, Natur und Kosmos

Ayurveda betrachtet den Menschen als Einheit von Körper, Geist, Verhalten und Umwelt. Sein Ziel ist ein langes und gesundes Leben, begleitet von geistiger Weiterentwicklung und Erfolg. Daher ist die Ayurveda-Medizin auch auf die gesamte Lebensdauer des Menschen ausgerichtet, soll in erster Linie eine gute Gesundheit erhalten und im Krankheitsfalle auf natürliche Weise heilen. Um diesem hohen Anspruch im ursprünglichen Sinne gerecht zu werden, arbeitete ein Zusammenschluß führender ayurverdischer Ärzte und westlicher Wissenschaftler in den letzten Jahren auf Initiative und unter der Leitung des Maharishi daran, das vedische Wissen, besonders die Heilkunde des Ayurveda, in eine zeitgemäße Fassung zu bringen. Dabei wurden auch veränderte oder zum Teil in Vergessenheit geratene Therapieansätze des Ayurveda aufgegriffen. So entstand unter der Bezeichnung Maharishi Ayur-Veda eine moderne Ganzheitsmedizin, die inzwischen wieder mehr als zwanzig verschiedenartige Therapieansätze umfaßt.

Dieses Buch beinhaltet eine Einführung in diese Heilkunde und stellt einfache Möglichkeiten der Selbstanwendung vor, die jedermann auch ohne größeren Wissenshintergrund gegen eine Vielzahl von Alltagsbeschwerden erproben kann.

RAUM – FEHLENDER Widerstand: zugeordnet sind das Gehör und die Sprache, somit das Ohr sowie die Zunge

•

Luft – Ausdehnung und Bewegung: zugeordnet ist der Tastsinn und somit die Haut

•

Feuer – Hitze: zugeordnet ist der Sehsinn, somit die Augen, aber auch die Geschlechtsorgane

•

Wasser – Flüssigkeit: zugeordnet ist der Geschmackssinn, somit die Zunge und der Gaumen, aber auch die Füße

•

Erde – Festigkeit, Rauheit und Form: zugeordnet ist der Geruchssinn, somit die Nase, aber auch die Hände

Das Geist-Körper-Modell des Ayurveda

Schlüssel zum Verständnis des Ayurveda sind die Doshas, ganzheitliche Prinzipien, die alle körperlich-geistigen Vorgänge steuern. Sie heißen Vata, Pitta und Kapha, befinden sich in einem dynamischen Gleichgewicht und sind wechselseitig voneinander abhängig. Man kann sie mit Musikinstrumenten vergleichen, die zusammen ein Klangbild ergeben. Um richtig zu klingen, müssen sie aufeinander abgestimmt sein.
Jedes Dosha hat eine körperliche und eine geistige Funktion. Aus diesem Grund behält der ayurvedische Arzt immer die Einheit Körper und Geist im Auge, selbst wenn er sich nur mit bestimmten Symptomen befaßt.

DIE DOSHAS sind Ausdruck für die Wechselbeziehung des Menschen mit seiner Umwelt

Die fünf Elemente

Aus der Sicht des Ayurveda besteht die Natur aus zwei sinnlich wahrnehmbaren Ebenen. Während die Doshas die energetische oder regulative Ebene bilden, ist die andere aus den materiellen Lebensbausteinen errichtet. Dabei handelt es sich um die fünf Elemente Raum, Luft, Feuer, Wasser und Erde. Da sich nach

DAS ZUSAMMENSPIEL DER Elemente Raum, Luft, Feuer, Wasser und Erde, aus denen unser Körper besteht, variiert ständig

der ayurvedischen Lehre sämtliche Veränderungen der Umgebung und alle Handlungen auf unser Befinden auswirken, versteht der ayurvedische Arzt unter »Elementen« nicht nur das Materielle, sondern die Gesamtwirkung unserer Umwelt, auch der nichtstofflichen, auf den Organismus. Denn alles, was von »außen« einströmt, enthält die fünf Elemente. Ihre Zusammensetzung verleiht dem Einzelnen seinen unverwechselbaren Charakter, auch was die Besonderheiten des Körpers, seine Schwächen und Stärken angeht.

Die drei Doshas

Die Elemente stellen die materiellen Bausteine der Natur und zugleich ihre Energieformen dar. Vereint zu ganzheitlichen Funktionsprinzipien, sind sie in der Natur wie im Menschen an allen dynamischen Prozessen beteiligt. Paarweise verbunden, formen sie die Doshas Vata, Pitta und Kapha. Ihr Gleichgewicht gilt im Ayurveda als wesentliche Voraussetzung für Gesundheit. Bewegen sich ein oder mehrere Doshas aus ihrem Gleichgewichtszustand, führt dies zu Befindlichkeitsstörungen und längerfristig zu Krankheiten.

Von Geburt an sind die im Menschen vorhandenen drei Doshas in einem für seine körperlichen und geistigen Merkmale typischen Verhältnis angelegt. Im Ayurveda geht man daher von einem bestimmten Typ oder einer Konstitution aus. Sie erlaubt Aussagen über die individuelle Krankheitsanfälligkeit und erklärt die jeweiligen Reaktionen auf Ernährung, Sinneseindrücke, Klima oder Lebensumstände.

Die Typisierung nach Vata, Pitta oder Kapha ist nicht starr festgelegt, da alle Menschen im Grunde »Mischtypen« sind, bei denen alle drei Doshas in unterschiedlicher Ausprägung vorliegen. Man kann sieben Typen unterscheiden: Vata, Pitta, Kapha, Vata-Pitta, Pitta-Kapha, Vata-Kapha und Vata-Pitta-Kapha.

Ihre charakteristischen Eigenschaften

Vata setzt sich aus den beiden Elementen Raum und Luft zusammen. Es ist verantwortlich für alle Bewegungsabläufe in den Körperzellen und den Eingeweiden, steuert das Wachstum, regelt die Aktivität des Geistes und der Sinnesorgane und bewirkt Wachheit, Klarheit und Kreativität. Vata kontrolliert Pitta und Kapha und ist damit der »Schrittmacher der biologischen Aktivität«, der Kommunikation und Stofftransport im Körper reguliert. Obwohl das Prinzip Vata geistig und körperlich im ganzen Menschen, in jeder Zelle und in allen Organen aktiv ist, liegt sein Zentrum, wenn wir es im Körper lokalisieren möchten, vor allem im Dickdarm sowie im kleinen Becken.

Pitta ist das aus dem Element Feuer abgeleitete Dosha. Auch das Element Wasser übt einen geringen Einfluß auf Pitta aus. Es gilt als das Stoffwechselprinzip und ist zuständig für die Tätigkeiten des Verdauungssystems, des Stoffwechsels sowie für die Regelung des Wärmehaushalts. Seine geistigen Funktionen bestehen im Intellekt und dem emotionalen Ausdruck. Der Hauptsitz dieses Doshas befindet sich im unteren Drittel des Magens, im Zwölffinger- und Dünndarm.

Kapha entstammt den beiden Elementen Wasser und Erde. Dieses Dosha ist für die Körperstrukturen und den Flüssigkeitshaushalt verantwortlich. Es sorgt für Zusammenhalt und Stabilität der Strukturen des Körpers und gibt biologische Stärke, indem es die natürlichen Abwehrkräfte fördert. Kapha ist in den oberen zwei Dritteln des Magens und im Brustraum lokalisiert.

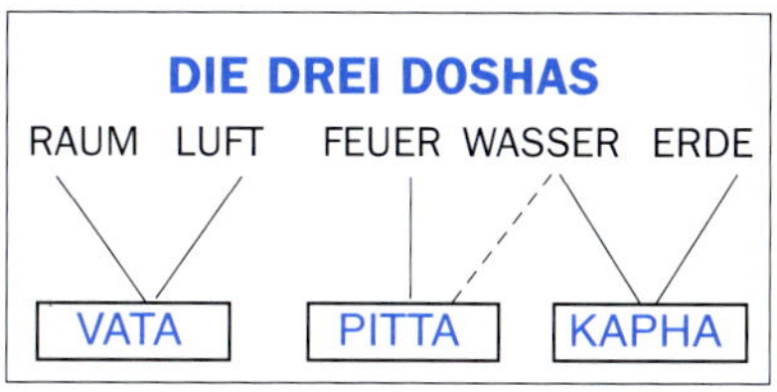

Die Subdoshas

Neben ihren Hauptsitzen haben die Doshas noch weitere funktionelle Schwerpunkte im Körper. So ist Vata außer im Dickdarm auch in der Harnblase, der Niere, im Anus, in den Hüften, Beinen und Füßen sowie in den Knochen lokalisiert. Pitta sitzt in Dünndarm und Magen sowie in der Leber, im Blut und in der Lymphflüssigkeit, im Herzen, in den Augen, im Schweiß und in der Haut. Kapha ist in Brustraum und Magen, im Kopf, Nacken und in den Gelenken vertreten. Auf diese Weise lassen sich jedem Dosha fünf untergeordnete Funktionskreise, die Subdoshas, zuordnen.

Am Beispiel eines der Subdoshas von Vata, apana-Vata, verdeutlichen wir das Prinzip der Teilfunktionen der drei Doshas. Apana-Vata ist im unteren Bauchraum, im Dickdarm, in der Blase und den weiblichen und männlichen Geschlechtsorganen lokalisiert. Apa-an bezeichnet alle kör-

DIE VERBINDUNG VON Raum und Luft wird zu Vata, Feuer und Wasser zu Pitta und die Mischung aus Erde und Wasser zu Kapha

SUBDOSHAS – Schlüsselfunktion bei der Entstehung körperlicher oder geistiger Störungen

ALLE DHATUS sind voneinander abhängig und befinden sich in einem fortwährenden Auf- und Abbauprozeß

perlichen Funktionen, die nach unten gerichtet sind, also die Ausscheidung von Stuhl, Urin, Menstruationsblut, Samenflüssigkeit oder den Geburtsvorgang. Aus geistiger Sicht steht apana für die Fähigkeit, loslassen zu können. Ist apana-Vata gestört, kann sich das im Festhalten an negativen Gedanken und Gefühlen äußern. Auf körperlicher Ebene kann sich eine apana-Störung in Schmerzzuständen im unteren Bauchraum, Rücken, in der Lende, den Hüften und den unteren Extremitäten zeigen.

Da die Subdoshas Schlüsselfunktionen der menschlichen Physiologie einnehmen, führt die erfolgreiche Behandlung einer Störung in diesem Bereich zu einer tiefgreifenden Heilung und Harmonisierung der Doshas. Eine äußerst wertvolle Möglichkeit, solche Schlüsselstörungen zu erkennen, bietet dabei auch die ayurvedische Pulsdiagnose (S. 36).

Die sieben Gewebe – die Dhatus

Sieben Gewebearten und ihr Stoffwechsel, die Dhatus, sind für die Aufrechterhaltung sämtlicher Funktionsabläufe der verschiedenen Organsysteme im Körper verantwortlich. Ihr Zustand und ihre Ausprägung geben dem ayurvedischen Arzt entscheidende Hinweise auf Entwicklung und Ernährung des Körpers, Befinden seiner Organe und seines Immunsystems. Die Dhatus werden Schritt für Schritt aus Nahrung aufgebaut, wobei jedes gemeinsam mit seinem Stoffwechsel die Grundlage für die anderen Körpergewebe bildet, die sich so gegenseitig beeinflussen und voneinander abhängen.

Wenn also ein Dhatu nicht mehr richtig arbeitet, zieht es unter Umständen auch die nach ihm folgenden in Mitleidenschaft.

Auch wenn sich Vata, Pitta oder Kapha im Ungleichgewicht befinden, sind davon alle Dhatus unmittelbar betroffen, denn die Körpergewebe sind nur der materielle Ausdruck der Doshas, die ja den ganzen Organismus durchdringen und regeln.

Srotas – »Kanalsystem« des Körpers

Mit Srotas bezeichnet der Ayurveda die Kanälchen des Körpers, in denen Substanzen transportiert werden. Zu den Srotas mit Versorgungsfunktion gehören die Bronchien und das Magen-Darm-System. Die ableitenden

Harnwege und der Dickdarm entsorgen dagegen den Körper. Auch das Blutgefäß- und Lymphsystem gehört zu den Srotas ebenso wie die Kapillaren, die Poren in der Zellwand und die Transportwege innerhalb der Zellen. Ayurveda beschreibt für jedes Gewebe ein eigenes System von Srotas. Der Substanztransport in den Srotas kann zu stark, zu gering, blockiert oder rückläufig sein.

Diagnose und Therapie

Der Maharishi Ayur-Ved kennt sehr genaue Methoden, um anhand körperlicher und geistiger Symptome Krankheitsprozesse frühzeitig zu entdecken.
Befindlichkeitsstörungen wertet der Ayurveda als Zeichen gestörter Harmonie verschiedener Regelkreise. Vorbeugung spielt somit eine entscheidende Rolle in der ayurvedischen Medizin, die alle Aspekte des menschlichen Lebens berücksichtigt. Entsprechend vielfältig sind die Behandlungsansätze. Davon ausgehend, daß es in jedem Menschen einen Bereich vollkommener Gesundheit gibt, der in dessen tiefster Bewußtseinsebene ruht, nutzt man verschiedene Ansätze, um diese innere Quelle zu erschließen und das harmonische Gleichgewicht von Körper, Geist und Seele wiederherzustellen.

So bestimmen Sie Ihren Konstitutionstyp

Der Fragebogen erlaubt eine klare Unterscheidung Ihrer natürlichen Anlagen, der prakriti, und deren Abweichungen, der vikriti, die Sie als Befindlichkeitsstörungen oder Beschwerden erleben.
Beantworten Sie die Fragen möglichst spontan, und kennzeichnen Sie nur Symptome und körperlich-geistige Merkmale, die typisch für Sie und von Bedeutung sind, also häufig wiederkehren oder andauern. Oft sind bei einer Frage mehrere Eigenschaften zusammengefaßt. Geben Sie auch dann die volle Punktzahl, wenn nur ein Merkmal zutrifft. Beachten Sie auch, daß Sie gleichzeitig Eigenschaften zweier oder dreier Doshas besitzen können, und versuchen Sie zu unterscheiden, wie Sie wirklich sind (Teil A) und wo Sie jetzt, zur Zeit, im Gegensatz dazu Abweichungen empfinden (Teil B). Abschließend zählen Sie die Punkte für Kapha, Vata und Pitta getrennt nach gesunden Anlagen und aktuellen Störungen zusammen.

ALS OBERSTES PRINZIP GILT: Wohlbefinden herstellen und die Anwendungen auf die individuelle Natur des Patienten abstimmen

Teil A: Geistige und körperliche Anlagen

Vata

1. Ich bin geistig flink, begreife und lerne schnell 0 1 2
2. Ich bin sehr feinfühlig und habe ein gutes Wahrnehmungsvermögen 0 1 2
3. Ich besitze ein gutes Kurzzeitgedächtnis 0 1 2
4. Ich bin zuversichtlich, heiter, fröhlich, beschwingt 0 1 2
5. Das Sprechen fällt mir leicht, ich spreche schnell und flüssig 0 1 2
6. Ich habe einen sehr feinen Tastsinn und mag sanfte Berührungen und Massagen 0 1 2
7. Ich besitze ein feines Gehör und liebe Musik 0 1 2
8. Mein Körperbau ist leicht und zartgliedrig 0 1 2
9. Ich bin flink, beweglich und körperlich geschickt 0 1 2
10. Meine Hände und Füße sind grazil und fein gebaut 0 1 2
11. Ich habe feine, wellige Haare mit einem leichten Glanz 0 1 2
12. Meine Haut ist fein und zart, mit einem gesunden, bräunlichen Teint 0 1 2
13. Meine Zähne sind klein, perlartig glänzend, regelmäßig 0 1 2
14. Ich habe ein Bedürfnis nach regelmäßigem Essen 0 1 2
15. Ich spüre sehr genau, was mir bekommt 0 1 2
16. Ich achte auf regelmäßigen Stuhlgang 0 1 2
17. Ich fühle mich bei Wind und beim Wechsel der Jahreszeiten beschwingt, ideenreich und leistungsfähig 0 1 2
18. Ich habe einen leichten, aber erfrischenden Schlaf und stehe morgens gerne auf 0 1 2
19. Ich träume angenehm und phantasiereich, häufig auch vom Fliegen 0 1 2
20. Ich esse mit allen fünf Sinnen, weshalb der Tisch geschmackvoll gedeckt sein sollte. Vor allem Speisen mit einem fein ausgewogenen Geschmack genieße ich sehr 0 1 2

Vata-Gesamtpunktzahl ____________

Pitta

1. Ich besitze einen starken Willen, kann mich durchsetzen und genieße Herausforderungen 0 1 2
2. Ich bin begeisterungsfähig, gefühlsintensiv und temperamentvoll 0 1 2
3. Ich bin humorvoll, mutig und beherzt 0 1 2
4. Ich argumentiere überzeugungsstark und ausdrucksvoll 0 1 2
5. Ich bin ein »Augenmensch«, liebe Farben und Malerei 0 1 2
6. Ich habe ein gutes Auge und kann gut unterscheiden 0 1 2
7. Ich bin sportlich 0 1 2
8. Ich bin immer gut durchwärmt und friere selten. Kaltes Wetter macht mir nichts aus 0 1 2
9. Meine Haare sind dünn, seidig glänzend und weich 0 1 2
10. Meine Haarfarbe ist rötlich oder hell 0 1 2
11. Meine Haut ist weich, geschmeidig und hell oder sommersprossig 0 1 2
12. Meine Schleimhäute sind gut durchblutet und befeuchtet 0 1 2
13. Meine Zähne sind mittelgroß und scharfkantig 0 1 2
14. Ich habe eine starke Verdauungskraft 0 1 2
15. Ich habe einen guten Appetit und kann viel essen 0 1 2
16. Ich mag gerne gewürzte Speisen 0 1 2
17. Ich habe einen gesunden Durst und mag Getränke lieber kühl, jedenfalls nicht zu heiß 0 1 2
18. Mein Stuhlgang ist im allgemeinen kräftig und gut verdaut 0 1 2
19. Ich träume oft farbenfroh, leidenschaftlich und gefühlsintensiv 0 1 2
20. Mein Schlaf ist erholsam und ich bewältige die Tagesereignisse gut 0 1 2

Pitta-Gesamtpunktzahl ____________

Kapha

1. Ich besitze ein ruhiges und starkes Wesen 0 1 2
2. Ich gehe den Dingen auf den Grund und nehme mir Zeit für das Wesentliche 0 1 2
3. Ich bin psychisch stabil, ausdauernd und geduldig 0 1 2
4. Ich habe ein gutes Langzeitgedächtnis 0 1 2
5. Ich bin bedacht und methodisch 0 1 2
6. Ich fühle mich zufrieden, sanftmütig, liebevoll und loyal 0 1 2
7. Ich bin von Natur aus bodenständig und großzügig 0 1 2
8. Meine Stimme ist weich und beruhigend. Ich spreche im allgemeinen wenig, aber bestimmt 0 1 2
9. Ich esse gerne und genieße Gaumenfreuden 0 1 2
10. Ich besitze einen kräftigen und starken Körper 0 1 2
11. Ich bewege mich ruhig und maßvoll 0 1 2
12. Meine Haare sind kräftig, dicht und ölig glänzend 0 1 2
13. Meine Zähne sind groß, kräftig und breit, schön geformt und widerstandsfähig gegen Karies 0 1 2
14. Meine Haut ist geschmeidig, weich und gut gefettet 0 1 2
15. Ich bin lange gesättigt und kann gut fasten 0 1 2
16. Mein Stuhlgang ist regelmäßig, geformt und eher »ölig« 0 1 2
17. Mein Schlaf ist tief und erholsam 0 1 2
18. Ich träume wenig, aber sanft 0 1 2
19. Ich bin widerstandsfähig Igegenüber Infektionskrankheiten 0 1 2
20. Tagsüber bin ich ausdauernd und leistungsfähig 0 1 2

Kapha-Gesamtpunktzahl ______

Teil B: Geistige und körperliche Beschwerden

Vata

1. Ich bin öfters unkonzentriert 0 1 2
2. Ich bin oft schreckhaft und überempfindlich 0 1 2
3. Ich kann mir häufig nichts merken, bin unentschlossen 0 1 2
4. Ich bin öfters unruhig, sorgenvoll und nervös 0 1 2
5. Ich verliere im Gespräch den Faden oder stottere 0 1 2
6. Ich bin übermäßig empfindlich auf Berührung, Geräusche und andere Sinneswahrnehmungen 0 1 2
7. Ich leide an Schwindel und Ohrensausen 0 1 2
8. Ich bin mager, kann schlecht an Gewicht zunehmen 0 1 2
9. Ich bin oft steif, verspannt und ungelenkig. Meine Gelenke knacksen 0 1 2
10. Ich habe magere Hände, mitunter Schmerzen an den Fingergelenken und friere leicht an Händen und Füßen 0 1 2
11. Meine Haare sind trocken, spröde und glanzlos 0 1 2
12. Meine Haut ist rissig, spröde, bekommt braune oder schwarze Flecken, neigt dazu, sich blau zu verfärben 0 1 2
13. Ich habe Zahnfehlstellungen und leide an Karies und Zahnfleischschwund 0 1 2
14. Ich esse unregelmäßig 0 1 2
15. Ich habe Blähungen, vertrage Lauchgemüse und Rohkost schlecht, habe ein Verlangen nach süßem und warmem, sättigendem Essen 0 1 2
16. Ich neige zu Verstopfung 0 1 2
17. Bei Wetterwechsel, Föhn, Zugluft oder Kälte habe ich Kopfschmerzen, Schlafstörungen, Gelenkbeschwerden 0 1 2
18. Mein Schlaf ist oberflächlich, unruhig, mit Wachphasen. Oft kann ich erst nach sechs Uhr wieder gut schlafen 0 1 2
19. Meine Träume handeln von Verfolgung oder vom Fall aus großer Höhe 0 1 2
20. Ich esse oft zu hastig, ohne Genuß und kaue zu wenig 0 1 2

Pitta

1. Ich übertreibe oft meinen Ehrgeiz und übernehme mich 0 1 2
2. Ich reagiere zu emotional, auch verärgert oder zornig 0 1 2
3. Ich reagiere häufig ungeduldig oder mißmutig 0 1 2
4. Ich versuche mitunter, meinen Willen aufzuzwingen und bin dabei zum Teil sogar scharf und ausfallend 0 1 2
5. Ich bin licht- und blendempfindlich. Meine Augen sind gerötet oder überreizt 0 1 2
6. Meine Sehkraft hat nachgelassen 0 1 2
7. Ich neige zu sportlichen Übertreibungen und übe aggressive Sportarten aus 0 1 2
8. Ich schwitze schnell und vertrage Sommerhitze schlecht 0 1 2
9. Ich leide unter vorzeitigem Haarausfall 0 1 2
10. Meine Haare sind frühzeitig ergraut 0 1 2
11. Meine Haut ist sonnenempfindlich, gerötet, entzündet oder brennend und heiß 0 1 2
12. Meine Schleimhäute sind entzündet, rot und gereizt 0 1 2
13. Meine Zähne sind gelb verfärbt und ich neige zu Zahnfleischbluten 0 1 2
14. Ich neige zu Magen- und Zwölffingerdarmgeschwüren und zu Übersäuerung 0 1 2
15. Ich werde schnell aggressiv, wenn ich nicht rechtzeitig zu essen bekomme 0 1 2
16. Ich vertrage keine scharf gewürzten Speisen oder aber habe übermäßiges Verlangen nach scharfen Gewürzen 0 1 2
17. Mein Durst ist oft unstillbar. Ich trinke gerne Eiskaltes 0 1 2
18. Ich neige zu Durchfall oder dünnem, auch scharfem oder unverdautem Stuhlgang 0 1 2
19. Ich träume öfters von Feuer, Krieg und Kampf 0 1 2
20. Ich schwitze im Schlaf, knirsche mit den Zähnen, werde werde oft um Mitternacht wach 0 1 2

Kapha

1. Ich bin geistig zuweilen schwerfällig und langsam 0 1 2
2. Es macht mich müde, geistig zu arbeiten 0 1 2
3. Ich fühle mich öfters träge und brauche zu lange 0 1 2
4. Nachzudenken fällt mir schwer 0 1 2
5. Ich brauche lange zur Lösung von Aufgaben 0 1 2
6. Ich bin öfters schwermütig und sentimental 0 1 2
7. Sprechen fällt mir oft schwer. Ich bin wortkarg, habe eine monotone Stimme 0 1 2
8. Ich neige zum Schlemmen und überesse mich öfters 0 1 2
9. Ich bin übergewichtig 0 1 2
10. Ich bewege mich ungern und komme nur langsam in Schwung 0 1 2
11. Meine Haare sind schuppig, fettig und stumpf 0 1 2
12. Meine Zähne haben weiße Flecken oder Zahnstein, Zahnfleischwucherungen 0 1 2
13. Meine Haut ist schuppig und fettig oder neigt zu Ödemen 0 1 2
14. Ich leide oft an Völlegefühl, fühle mich nach dem Essen schwer, oder bin appetitlos 0 1 2
15. Mein Stuhlgang ist manchmal schleimig und/oder ölig. Meine Ausscheidungsfunktionen sind träge 0 1 2
16. Mein Schlaf ist dumpf und schwer. Ich komme morgens schwer in Schwung 0 1 2
17. Mein Schlaf ist traumlos, oder ich habe bedrückende Träume 0 1 2
18. Ich bin anfällig für Schleimhaut- und Infektionskrankheiten bei naßkaltem Wetter 0 1 2
19. Ich leide auch untertags an Müdigkeit und könnte immer schlafen 0 1 2
20. Man sagt, ich sei zu erdverhaftet und besitzorientiert 0 1 2

Vata-Gesamtpunktzahl ____________

Pitta-Gesamtpunktzahl ____________

Kapha-Gesamtpunktzahl ____________

Ayurvedische Heilverfahren

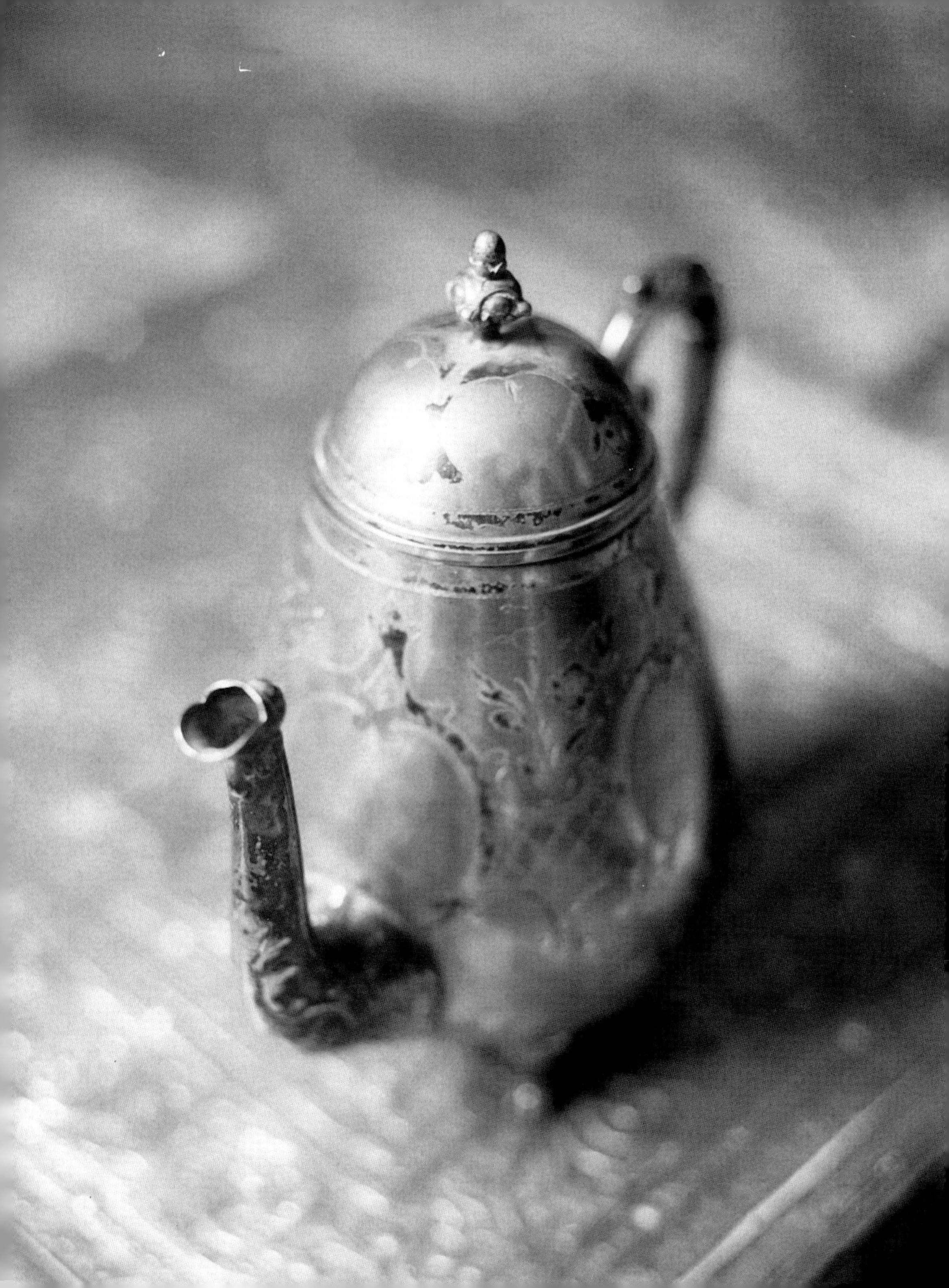

Vollkommene Gesundheit

Swastha, der ayurvedische Begriff für Gesundheit, heißt: »Im Selbst begründet sein«. Das Selbst ist die stillste Ebene des Bewußtseins im Menschen, die Quelle seines geistigen und körperlichen Schaffens. In sich zeitlos und transzendent, berührt der Weise, der diesen Bereich in tiefer Meditation für sich erschlossen hat, die umfassende kosmische Seinsebene und wird eins mit ihr. Das Selbst, das »Tao« in der Philosophie des alten China oder das »Eine«, wie es die christlichen Mystiker nannten, ist der Ort vollkommener Gesundheit. Es ist die Heimstatt des Veda, die Quelle allen Wissens in uns.

Fehler des Intellekts

Krankheiten und Probleme entstehen erst aus dem Verlust der Einheit und dem Selbst. Als Ursache nennt Ayurveda pragyaparad, den »Fehler des Intellekts«. Die unzähligen Entscheidungen und Anforderungen des täglichen Lebens kann der Verstand nur zusammen mit dem Gefühl bewältigen, denn nach der vedischen Weisheit ist Leben Ganzheit. So ist auch die Trennung zwischen dem eigenen Körper, Denken und Fühlen von der Außenwelt und den Empfindungen anderer nur eine scheinbare. Tief in uns selbst ist jeder mit allem verbunden. In der modernen Physik heißt dies »unendliche Korrelation«: Alles steht mit allem in Wechselwirkung.

Auf die innere Stimme hören

Entscheidungen, die aus der Tiefe des Herzens kommen, sind weise Ratgeber, denn sie rühren aus der Einheit des Selbst, und »Fehler des Intellekts« werden so vermieden. Wir sollten zudem versuchen, äußeren Ereignissen weniger Bedeutung beizumessen, um

LAUT AYURVEDA IST jeder Mensch, jedes Geschöpf individueller Ausdruck der inneren Bewußtheit und eingebunden in die Einheit von Natur und Kosmos

nicht den Bezug zum Inneren zu verlieren. Denn wer im Selbst ruht, bewahrt seine Gesundheit und handelt zum eigenen Wohl und dem anderer.

ALLES ENTSTEHT NACH DER AYURvedischen Lehre aus dem Absoluten, und der Ausgangspunkt alles Entstehens ist gleichzeitig das Ziel. So wie aus einem Samen ein Baum hervorgeht, der wiederum Samen erzeugt, so soll das Ziel des Menschen sein, den eigenen Ursprung wiederzufinden – und dabei helfen die ayurvedischen Lehren

Die Entstehung von Krankheiten

In der Sprache des Veda ist unser Körper Amrit Kalash, ein »Gefäß der Unsterblichkeit«. Er beherbergt alles Wissen der Natur, woraus er auch entstanden ist. Impulse von Intelligenz erschaffen und rekonstruieren diesen Körper in jedem Augenblick des Lebens. Während Sie diese Zeilen lesen, laufen in Ihrem Organismus Milliarden chemischer Interaktionen und Reaktionen ab. Der Körper ist ein fließendes System von unvorstellbarer Komplexität und unentwegter Veränderung und Erneuerung.

Warum, so stellt sich nun die Frage, altern wir dann oder werden krank, wenn doch alles in unserem Organismus einem ständigen Fluß von Austausch und Erneuerung unterliegt? Die Antwort kann nur lauten: Wir reproduzieren uns nach den gleichen fehlerhaften Mustern.

Jedes Gefühl, jeder Eindruck prägt und strukturiert chemisch-physikalische Abläufe in unserem Körper und geht als Erinnerung in alle Zellen ein. Somit erhält jede Zelle eine Kopie unserer Bewußtseinsinhalte und »funktioniert« deshalb wie ihre Vorgängerzelle. Ziel der Therapien des Maharishi Ayur-Ved ist es daher vor allem, diese grundlegenden Muster, die im Bereich unseres Denkens, Fühlens und daraus resultierenden Verhaltens liegen, zu korrigieren und den Menschen in Einklang mit seinem Selbst – sich »selbst« zu bringen, dem ordnenden und heilenden Ort in ihm.

So kommt es zu Krankheiten

Betrachten wir die Entstehung von Krankheiten auf der Grundlage der körperlich-geistigen Regelmechanismen, den Doshas, so können wir uns das auf folgende Weise vorstellen:

Im ersten Stadium sammeln sich die Doshas an. Dabei führt ein dauerhafter Reiz zu einer Vermehrung eines oder mehrerer Doshas in einem bestimmten Körperbereich, in dem die Aktivität des betreffenden Energieprinzips ansteigt.

In der zweiten Stufe wird das Dosha durch anhaltende krankmachende Reize angeregt und gerät dadurch aus dem Gleichgewicht.

Während der dritten Phase erfolgt die Ausbreitung des gestörten Doshas. Wird es weiterhin gereizt, beginnt es im Körper zu zirkulieren, und die anfänglich lokale Störung breitet sich aus.

Im vierten Stadium lagert sich das zirkulierende Dosha in den verschiedenen Körpergeweben ab, und eine zunächst funktionelle Störung geht in eine organische Krankheit über.

In Abhängigkeit des Organs, in dem sich das Dosha abgelagert hat, treten Vorzeichen einer akuten Erkrankung auf.

In der fünften Phase bricht die Krankheit aus. Hat sich das Dosha mit den Geweben oder Organen verbunden, genügt dazu oft schon ein geringer krankmachender Außenreiz.

Im sechsten Stadium zeigen sich die Krankheitsfolgen. Entweder heilt die Krankheit aus, oder sie führt zu chronischen Beschwerden.

Das Prinzip der ayurvedischen Therapien

Führen wir unser System zur Ganzheit, samhita, zurück, dann werden die Selbstheilungskräfte freigesetzt, und wir bedienen uns aus unserer inneren Apotheke.

Oft genügen schon kleine Änderungen in Ernährungsweise und Lebensstil, um das ursprüngliche Gleichgewicht wieder herzustellen. Darüber hinaus stehen viele Therapien zur Verfügung, die die Selbstheilungskräfte im Menschen anregen und deren gemeinsames Prinzip ist, die individuelle Balance der Doshas wiederherzustellen. Ob Aroma-, Farb- oder Musiktherapie, ob pflanzliche Präparate, Diät oder Körperübungen, immer zielen die Heilanwendungen aus dem umfassenden Repertoire des Maharishi Ayur-Ved auf das gesunde Gleichgewicht der Doshas ab. Eine der wirksamsten Methoden dazu und auch um Stoffwechselgifte oder Umwelttoxine aus dem Körper zu leiten, ist das Pancha Karma.

Reinigung und Verjüngung des Körpers

Pancha Karma hat in der ayurvedischen Medizin eine zentrale Bedeutung, denn es befreit den Körper von schädlichen Ablagerungen und stellt das Gleichgewicht der Doshas sowie die geistig-körperliche Harmonie wieder her.

Anwendungsbereiche für Pancha-Karma-Behandlungen sind chronische Krankheiten, vor al-

UNSER DENKEN, Fühlen und Verhalten ist geprägt von unseren samskaras, den Lebenserfahrungen

ANLIEGEN DER ayurvedischen Medizin ist es, auftretende Störungen frühzeitig zu erkennen und zu behandeln

EINE PANCHA-KARMA-THERAPIE dauert in der Regel 1–3 Wochen. Die Maharishi Ayur-Ved-Gesundheitszentren (S. 125 f.) bieten sie stationär und ambulant an

lem rheumatische Erkrankungen, Herz- und Kreislauferkrankungen, Altersbeschwerden, vegetative Störungen wie chronische Kopfschmerzen, Angstzustände und Schlafstörungen. Auch Beschwerden durch Streß und Überarbeitung, chronische Infekte der Bronchien und Nebenhöhlen sowie Stoffwechselstörungen wie erhöhte Blutfette und Altersdiabetes sind indiziert. Ebenso bewährt hat sich diese Therapie bei allergischen Erkrankungen, zur Nachbehandlung schwerer Operationen und zur Vorbeugung. Einige der Anwendungen stelle ich Ihnen hier vor:

Abhyanga
Eine sanfte Ölmassage wird von zwei Therapeuten synchron mit individuell ausgewählten Kräuterölen durchgeführt. Dauer: etwa 45 Minuten. Die Behandlung wirkt entspannend und verhilft zum Selbstrückbezug.

Vishesh
Hier üben die Therapeuten einen stärkeren Druck bei der Massage aus. Die Wirkung auf Geist, Körper und Stoffwechsel ist anregender.

Udvarthana
Zwei Therapeuten führen synchron eine intensive Reibemassage des ganzen Körpers mit einem Brei aus Öl und Getreide durch. Sie regt den Zell- und Organstoffwechsel sowie den Kreislauf an, belebt und entgiftet.

Pinda Sweda
Sehr aufwendige Ganzkörpermassage mit einer warmen Reis-Getreide-Abkochung. Sie wird von vier Therapeuten simultan durchgeführt und findet besonders bei Nerven- und Muskellähmungen Anwendung.

Pizzi Chilli
Ganzkörperölguß mit warmem Kräuteröl und einer Synchronmassage durch zwei Therapeuten. Diese Anwendung regt den Stoffwechsel von Haut und Organen an und bringt tiefe Entspannung.

Svedana
Meist im Anschluß an eine Synchronmassage. Dabei kommt der Patient mit dem ganzen Körper, ausgenommen dem Kopf, in einen traditionellen »Schwitzkasten«. Die durch die Massage gelösten Giftstoffe werden vom Blut abtransportiert und zum Teil ausgeschwitzt.

Shirodhara
Der Ölguß mit wohltemperierten Kräuteressenzen auf die Stirn beruhigt das gesamte zentrale Nervensystem. Angewendet wird er vor allem bei neurovegetativen Störungen und Erschöpfungszuständen.

Shirobasti
Harmonisierendes Ölbad für den Kopf mit tiefgreifenden Wirkungen bei schweren neurologischen und psychischen Erkrankungen. Es kann auch zur Rehabilitation nach einem Schlaganfall eingesetzt werden.
Netra tarpana
Ayurvedische Anwendungen mit Ölessenzen zur Lokalbehandlung von chronischen und akuten Augenkrankheiten.
Nasya
Eine intensive Reinigungstherapie durch Ölmassagen von Kopf, Nacken und Schultern. Danach folgen ein Kräuter-Kopfdampfbad, das Einbringen von speziellen Kräuterölen in den Nasen-Rachen-Raum, feuchtwarme Kompressen und Rachenspülungen. Die Behandlung bewährt sich vor allem bei Hals-, Nasen- und Ohrenerkrankungen, aber auch bei Migräne, Kopfschmerzen und Verspannungen im Schulter-, Nacken- und Rückenbereich.

Alle genannten Anwendungen bereiten auf die sanft ausleitende Darmbehandlung vor, die als virechana – Abführen – oder als basti – Einlauf – durchgeführt wird. Sie spielen eine Schlüsselrolle im Pancha Karma, da sie überschüssige Doshas ausleiten und wieder an ihre ursprünglichen Hauptsitze bringen.

Anwendungen für zu Hause

Selbstmassage

Die Ganzkörpermassage mit pflanzlichen Ölen ist eine wichtige Anwendung des Maharishi Ayur-Veda und wird als Bestandteil der morgendlichen Anwendungen (S. 111) sowie als universale Hilfe bei vielen Erkrankungen und Befindlichkeitsstörungen empfohlen. Regelmäßige Ölmassagen regen den Kreislauf an, beruhigen das Nervensystem und kräftigen die Muskulatur. Sie stärken die Verdauungskraft und schaffen so ein anhaltendes geistiges und körperliches Wohlbefinden. Zudem werden die inneren Organe über ihre Reflexzonen in der Haut ausgeglichen und angeregt. Unsere Haut produziert unter anderem Hormone, besonders Wachstums- und Geschlechtshormone. Durch die Ölmassage wird die Hormonproduktion der Haut nachweisbar angeregt.
Für ayurvedische Massagen benötigt man »gereiftes« Sesamöl. Dazu wird das Öl auf maximal 110 Grad erhitzt, wodurch es dünn-

FRAUEN SOLLten während der ersten drei Tage ihrer Periode keine Ölmassage durchführen

DAS GEREIFTE SESAMÖL können Sie problemlos in einer dunklen Glasflasche aufbewahren. Zur Massage entnehmen Sie die benötigte Menge und erwärmen diese im Wasserbad auf Körpertemperatur

flüssiger wird und später leichter in die Haut einzieht. Erwärmen Sie das Öl auf kleiner Flamme, und achten Sie darauf, daß es nicht zu heiß wird. Am besten verwenden Sie ein Küchenthermometer oder geben zu Anfang 2–3 Tropfen Wasser hinzu. Bei etwa 100 Grad brutzelt und zerplatzt die Wasserphase des Öls mit eindeutigen Knackgeräuschen: das Öl ist »gereift«.

So wird's gemacht

Setzen Sie sich in einem angenehm warmen Zimmer auf einen Hocker oder bei Fußbodenheizung auf ein Handtuch am Boden. Verwenden Sie nur so viel Öl, daß der Kontakt mit der Haut geschmeidig bleibt. Massieren Sie mit streichenden und kreisenden Bewegungen. Der Druck Ihrer Hand sollte fest, aber angenehm sein. Körperpartien wie Ober- und Unterarme, Ober- und Unterschenkel sowie den Rücken behandeln Sie mit großen Längsstrichen. Die Gelenke massieren Sie dagegen mit kreisenden Bewegungen.

Kopf, Ohren und Gesicht

- Verteilen Sie etwa 1 EL Öl in Ihre Handflächen und reiben es mit kreisenden Bewegungen in die Kopfhaut ein.
- Die Ohren massieren Sie mit den Fingern sanft auf- und abwärts. Besonders die Rückseiten der Ohren und die unbehaarten Stellen dahinter sind sehr empfänglich für die Beruhigung von Vata.

Gesicht

- Im Gesicht beginnen Sie mit querverlaufenden Strichen an der Stirn und gehen dann zu behutsamen, kreisenden Bewegungen an den Schläfen und den Wangen über.
- Am Kinn streichen Sie wieder quer. Dann massieren Sie mit den Mittelfingern seitlich entlang der Nase sanft auf und ab.

Nacken und Hals

- Am Nacken massieren Sie von der Schulter weg auf und ab.
- Am Hals streichen Sie sanft, mit beiden Händen abwechselnd, mehrmals von unten nach oben.

Arme, Brust und Bauch

- Massieren Sie kräftig kreisend die Schultern, Ellbogen und Handgelenke, Ober- und Unterarme dagegen mit ausholenden Auf- und Abbewegungen. Die Behandlung beginnt an der Schulter und endet an den Fingern, die Sie einzeln mit der Hand umfassen und behutsam zu den Fingernägeln hin ausstreichen.

- Dann streichen Sie mit kreisenden Bewegungen seitlich am Brustkorb entlang sowie über der Brust (bei Frauen um die Brust) und über dem Brustbein mit behutsamen Auf- und Abbewegungen.
- Über den Bauch streichen Sie mit der flachen Hand sanft und langsam im Uhrzeigersinn kreisend.

Rücken, Gesäß und Beine

- Massieren Sie Rücken und Gesäß, indem Sie mit der flachen Hand auf- und abstreichen. Die Beine werden wie die Arme massiert – an Knien und Knöcheln kreisend und an den Ober- und Unterschenkeln auf und ab, immer von oben nach unten.
- Kreisen Sie dann an den Fußknöcheln mit beiden Händen, und kneten Sie mit der flachen Hand die Ferse, als würden Sie sie zur Fußsohle hin »auspressen«.
- Entlang der Achillessehne streichen Sie auf und ab. Dann reiben Sie den Fußrücken mit schnellen, kräftigen Bewegungen.
- Die Zehen und Zehenzwischenräume massieren Sie mit den Fingern und beenden die Behandlung des Fußes mit der gleichzeitigen Massage von Fußsohlen und Fußrücken.

Massieren Sie 5–10 Minuten je Behandlung. Das Öl zieht nach einigen Minuten in die Haut ein. Nach der Massage sollten Sie 10 Minuten warten und dann ein warmes Bad oder eine warme Dusche nehmen. Das Öl können Sie dabei mit einem Waschlappen oder mit Seife abwaschen. So bleibt den ganzen Tag ein feiner Schutzfilm auf Ihrer Haut.
Sollten durch das Sesamöl Hautreizungen auftreten, verwenden Sie alternativ Oliven-, Kokos- oder süßes Mandelöl. Bei fetter Haut, Übergewicht und trägem Stoffwechsel sollten Sie sich seltener einölen und statt dessen Gharshan-Massagen durchführen (S. 28f.).

Gandhusa

Für diese Mundspülung wird gereiftes Sesamöl (S. 25f.) verwendet. Es kräftigt das Zahnfleisch und erhöht die Widerstandskraft gegen Bakterien und Viren im Mund- und Rachenraum. Darüber hinaus schützt es vor Schleimhautentzündungen und Pilzerkrankungen der Mundhöhle.

BEI ZEITMANgel nehmen Sie Teilmassagen von Gesicht, Ohren, Händen und Füßen vor

MIT SESAMÖL können Sie auch gurgeln – das reinigt die Mandeln und stärkt ihre Immunfunktion

So wird's gemacht

- Nehmen Sie etwa 1 EL gereiftes Sesamöl in den Mund und spülen damit Rachen, Mundhöhle und vor allem Ihr Zahnfleisch, indem Sie es intensiv zwischen den Zähnen durchsaugen. Gesamtdauer: etwa 2–3 Minuten.

Bei längerer oder wiederholter Anwendung sollten Sie nach jeweils einigen Minuten frisches Öl verwenden. Sonst können die im Öl gelösten Giftstoffe wieder in den Körper gelangen.

Bauch-Abhyanga

Diese behutsame Bauchmassage setzt an einer Schlüsselstelle der Doshas an, bei apana-Vata (S. 13 f.). Das Bauch-Abhyanga ist Bestandteil der Ganzkörpermassage, kann jedoch auch für bestimmte Zwecke isoliert angewendet werden, um apana-Vata zu stärken und zugleich Agni, die Verdauungskraft (S. 51 f.), zu harmonisieren. Auch die Peristaltik im Magen-Darm-Trakt wird angeregt oder harmonisiert.

So wird's gemacht

- Bereiten Sie eine kleine Schüssel gereiftes, erwärmtes Sesamöl (S. 25 f.), eine Schüssel heißes Wasser und zwei Handtücher vor.
- Legen Sie sich entspannt auf den Rücken, am besten auf ein großes Badetuch oder eine Dekke. Die genannten Utensilien sollten Sie in greifbarer Nähe haben.
- Geben Sie ein wenig Öl auf Ihren Bauch, so daß die Hand leicht über die Haut gleitet.
- Massieren Sie mit sanften und langsamen Kreisbewegungen im Uhrzeigersinn Ihren Bauch. Der Nabel ist dabei der Mittelpunkt. Legen Sie Ihre Hand weich und nur mit leichtem Druck des Eigengewichts auf, und massieren Sie etwa 5 Minuten lang. Bei Hüftschmerzen können Sie die kreisenden Bewegungen auch auf die Leisten und das seitliche Becken ausdehnen.
- Anschließend legen Sie ein feuchtheißes Tuch auf. Dies können Sie gegebenenfalls wiederholen. Danach trocknen Sie sich ab und ruhen etwas nach.

Gharshan

Die trockene Reibemassage für den ganzen Körper mit Handschuhen aus Roh- bzw. Bourett-Seide (erhältlich im ayurvedischen Fachhandel MTC, S. 126) regt Stoffwechsel und Kreislauf an, indem sie das Bindegewebe stimuliert. Gut ist Gharshan bei Morgensteifigkeit durch Wirbelsäulen- und Gelenkerkrankungen, chronischer Polyarthritis, trägem Stoffwechsel, leichtem Übergewicht und Cellulite.

So wird's gemacht

- Die drei- bis vierminütige Gharshan-Massage sollten Sie morgens nach dem Aufstehen durchführen.
- Massieren Sie mit dem Handschuh in kräftigen Bewegungen. An den langen Knochen des Körpers – Oberschenkel, Unterschenkel und Arme – streichen Sie großzügig aus, vor und wieder zurück. Die Gelenke massieren Sie dagegen kreisend. Nach 1–2 Wochen erhöhen Sie die Anzahl der Striche von 10 bis 20 auf 30 bis 40.
- Beginnen Sie die Massage am Nacken, und gehen Sie von dort über die Schultern nach unten. Über den Schulter-, Ellbogen-, Hand- und Fingergelenken massieren Sie in kreisenden Bewegungen, an den Ober- und Unterarmen sowie an den Handrücken dagegen in langen, kräftigen Strichen.
- Anschließend massieren Sie oberhalb der Brust in langen, horizontalen Strichen mehrmals vor und zurück. Sparen Sie dabei den Herzbereich und die Brust aus.
- Den Bauch behandeln Sie mit langen Bürstenstrichen, zweimal horizontal und dann zweimal diagonal. Wenden Sie etwas mehr Zeit für diesen Bereich auf, denn die größten Fettdepots des Körpers befinden sich hier, an den Oberschenkeln, am Po und an den Armen.
- Auch den Hüftbereich sollten Sie kräftig mit kreisenden Bewegungen massieren. Mit langen Strichen über die Ober- und Unterschenkel sowie die Füße und kreisenden Bewegungen über den Kniegelenken und Knöcheln schließen Sie die Gharshan-Massage ab.

Pratimarsha Nasya

Eine vereinfachte Variante des Nasya (S. 25). Dabei werden 1–2 Tropfen des ayurvedischen Nasenreflexöls (S. 78) in die Nase eingebracht und durch leichtes Einatmen hochgezogen.

Yoga-Asanas

Asana bedeutet so viel wie »bequeme Stellung« und bezeichnet einzelne Körperhaltungen. Sie helfen, gegensätzliche Kräfte, die im Körper wirken, auszugleichen. Mit diesen Yoga-Stellungen kann man bewußt Kontakt mit seinem Körper aufnehmen, den freien

AN DAS GHARSHAN kann man auch eine Ganzkörperölmassage, Abhyanga (S. 24), anschließen

VERWENDEN SIE BEIM Pratimarsha Nasya nicht zu viel des intensiven Öls, und ziehen Sie es auch nicht zu stark hoch

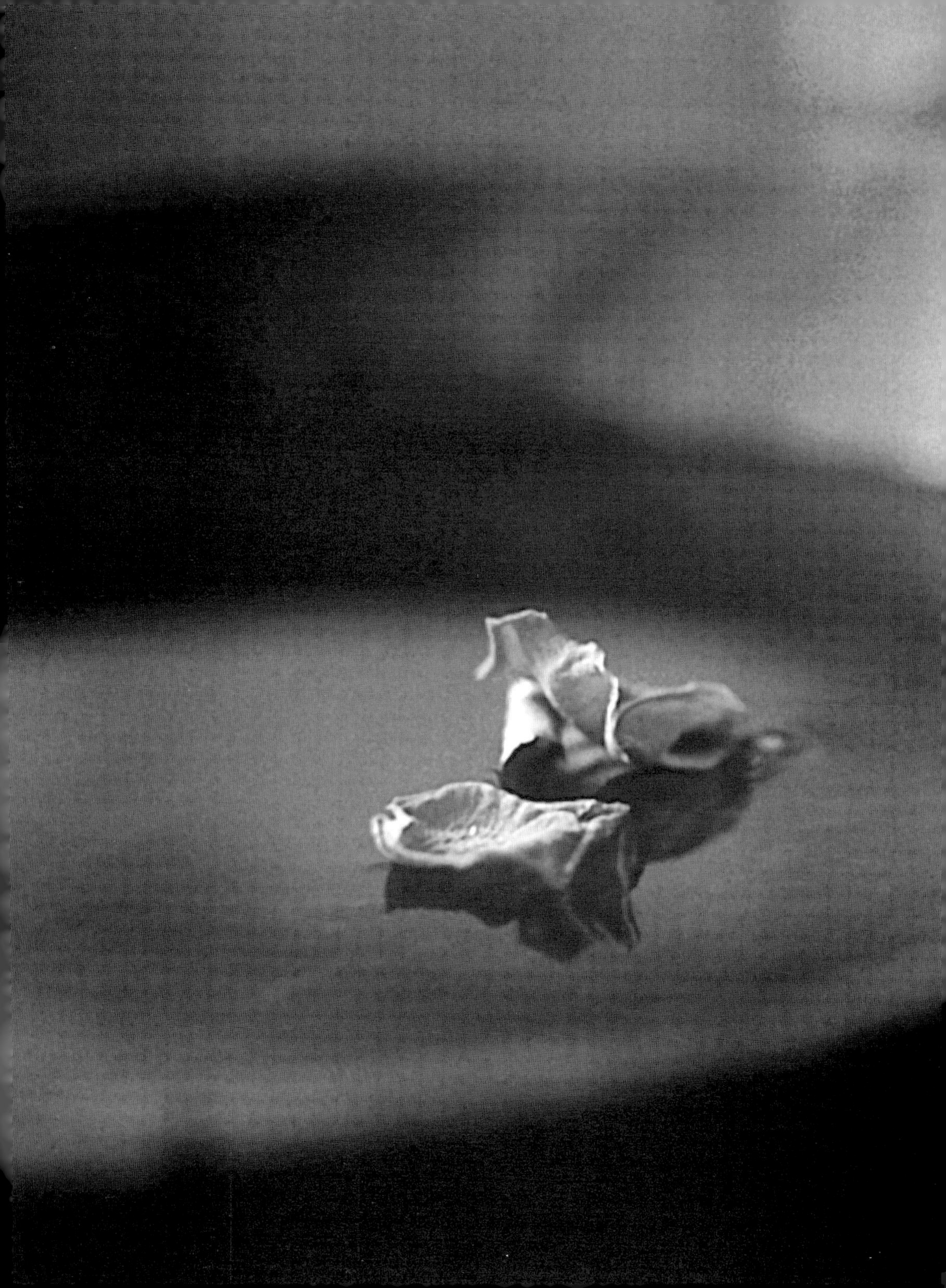

Fluß der Energie wahrnehmen und spüren, wie sich Blockaden und Spannungen auflösen. Jede einzelne der Stellungen erweckt Kräfte und Energien in unserem Körper-Geist-System. Neben ihrer Wirkung auf der physischen Ebene, den inneren Organen, dem Gehirn, dem Nervensystem und den Drüsen beeinflussen die Asanas auch den seelischen Bereich: Sie beruhigen und heitern auf. Zudem verschaffen sie dem Übenden eine bessere Beweglichkeit und Ausdauer. Ein einfaches und sanftes Übungsprogramm, das sich besonders für den westlichen Menschen eignet und täglich nur 10–15 Minuten in Anspruch nimmt, beschreibe ich ausführlich in meinem Buch »Ayurveda für jeden Tag«. Sie können es aber auch im Rahmen eines TM-Kurses (S. 35, 125) oder in den Maharishi Ayur-Ved Gesundheitszentren (S. 125) erlernen.

Suryanamaskar – der Sonnengruß

Bei dieser ganzheitlichen, ayurvedischen Körperübung werden die wichtigsten Muskelgruppen gestärkt und gestreckt, die Gelenke beweglicher gemacht, die Wirbelsäule reguliert, die inneren Organe massiert und die Durchblutung angeregt.

Der folgende Zyklus umfaßt zwölf Stellungen, die in fließender Abfolge nacheinander einzunehmen sind. Er dauert 1–2 Minuten und sollte von anfänglich einem auf sechs Durchgänge gesteigert werden. Beginnen Sie langsam, verspannen Sie sich nicht, und hören Sie auf Ihren Körper, wenn Sie allmählich die Anzahl der Zyklen erhöhen. Die langsame und schrittweise Steigerung schließt die Gefahr von Überanstrengungen oder Muskelzerrungen aus, vor allem dann, wenn Sie schon lange keine regelmäßigen Körperübungen mehr gemacht haben. Beenden Sie die Übungen, wenn Sie feststellen, daß Sie schwer atmen, heftig schwitzen oder sich ermüdet fühlen. In diesem Fall legen Sie sich hin und ruhen sich einige Minuten aus, bis Sie wieder normal atmen. Bei regelmäßiger Übung wird Ihre Kondition von selbst besser.

Beim Sonnengruß empfiehlt sich ein bestimmter Atemrhythmus: Atmen Sie ein, wenn Sie die Wirbelsäule strecken, den Körper aufrichten oder ausstrecken. Atmen Sie aus, wenn Sie sich bücken, den Körper beugen oder die Wirbelsäule krümmen.

BEI REGELmäßiger Durchführung macht der Sonnengruß stabiler, gelenkiger und anmutiger

JEDE DER ÜBUNGEN sollte eine Weiterführung des Atems sein – das vereinfacht den Bewegungsablauf

1. Grußstellung
Beginnen Sie in aufrechter Haltung, die Füße stehen nebeneinander. Das Gewicht ist gleichmäßig auf beide Füße verteilt, Sie stehen vollkommen aufrecht. Legen Sie die Handflächen gegeneinander vor die Brust. Stehen Sie aufrecht, und schauen Sie geradeaus.

2. Armheben
Während Sie einatmen, heben Sie langsam die Arme über den Kopf. Dehnen Sie den Oberkörper, wobei Sie die Wirbelsäule nach hinten biegen und das Gesicht aufwärts wenden. Atmen Sie gleichmäßig weiter, während Sie zur nächsten Stellung übergehen.

3. Fußfassen
Atmen Sie aus, und beugen Sie sich dabei nach vorn. Strecken Sie die Wirbelsäule, die Arme und den Hals. Lassen Sie die Beine gestreckt, während Sie mit den Händen den Boden berühren. Die Knie bleiben entspannt. Halten Sie Ihren Rücken gerade, machen Sie keinen »Buckel«. Lassen Sie auch Ellbogen und Schultern entspannt, und drücken Sie nicht Ihre Knie durch. Bei regelmäßiger Übung nimmt die Beweglichkeit und Gelenkigkeit in den Beinen und in der Wirbelsäule zu.

4. Reiterstellung
Beim nächsten Einatmen strecken Sie das linke Bein nach hinten und senken die Knie zum Boden. Das rechte Bein winkeln Sie nach vorn ab, der rechte stützende Fuß steht dabei flach auf dem Boden. Strecken Sie gleichzeitig die Wirbelsäule, und dehnen Sie den Brustkorb. Strecken Sie auch Kopf und Hals nach oben.

5. Bergstellung
Beim Ausatmen heben Sie das rechte Bein an, strecken es nach hinten und stellen es neben das linke. Die Füße stehen in Hüftbreite nebeneinander, die Hände in Schulterbreite. Während Sie Gesäß und Hüften anheben, pressen Sie die Hände auf den Boden. Stemmen Sie die Fersen auf den Boden, und strecken Sie die Rückseite der Beine. Lockern und entspannen Sie den Kopf und den Hals. Der Körper bildet zwischen Becken und Händen einerseits und Becken und Füßen andererseits ein umgekehrtes »V«.

6. Acht-Punkte-Stellung
Berühren Sie behutsam mit beiden Knien den Boden, und senken Sie langsam den Körper in gestreckter Haltung, bis Brust und Kinn ebenfalls den Boden berühren. An acht Punkten – Ze-

hen, Knie, Brust, Hände und Kinn – berührt der Körper den Boden. Verharren Sie kurz in dieser Stellung, und gehen Sie dann zur nächsten über.

7. Kobrastellung
Beim Einatmen dehnen Sie den Brustkorb und strecken Kopf und Brust nach oben, während Sie die Hände auf den Boden pressen. Halten Sie die Ellbogen nahe am Körper, und strecken Sie die Wirbelsäule. Drücken Sie die Schultern nach unten, und dehnen Sie den Schulterbereich. Dehnen Sie dann den Brustkorb und drücken die Schultern nach unten, um Kopf und Hals freizubekommen. Auch der obere Rücken sollte sich weiten und dehnen. Beginnen Sie diese Bewegung nicht mit dem Kopf oder mit dem Hals.

8. Bergstellung
Wiederholen Sie Stellung 5. Beim Ausatmen heben Sie Gesäß und Hüften an, pressen die Hände auf den Boden. Stemmen Sie die Fersen nach oben, und strecken Sie die Rückseite der Beine. Entspannen Sie dabei Kopf und Hals.

9. Reiterstellung
Wiederholen Sie Stellung 4. Atmen Sie ein, und stellen Sie das rechte Bein angewinkelt nach vorn zwischen die Arme. Das linke Bein bleibt nach hinten gestreckt, das linke Knie ruht flach auf dem Boden. Das rechte Bein sollte so gebeugt sein, daß der Fuß flach auf dem Boden steht. Dehnen Sie die Wirbelsäule und den Brustkorb schräg nach oben. Blicken Sie geradeaus, und strekken Sie dabei Kopf und Nacken nach oben.

10. Fußfassen
Wiederholen Sie Stellung 3. Beim Ausatmen bringen Sie das linke Bein nach vorn und heben dabei langsam das Gesäß nach oben, bis beide Beine und die gesamte Wirbelsäule gestreckt sind. Arme und Kopf bilden mit der Wirbelsäule eine Linie. Beide Hände liegen flach auf dem Boden. Entspannen Sie die Knie, und beugen Sie sie nach Belieben. Halten Sie Ihren Rücken bei dieser Übung gerade, und machen Sie keinen Buckel. Lassen Sie Ellbogen und Schultern entspannt.

11. Armheben
Wiederholen Sie Stellung 2. Beim Einatmen heben Sie die Arme vom oberen Rückenbereich her, während Sie den Brustkorb nach oben strecken. Lassen Sie die Bewegung nicht vom Kopf oder Hals ausgehen. Dehnen Sie den

Brustkorb, während Sie die Arme über den Kopf hinausstrecken. Atmen Sie ruhig, tief und regelmäßig.

12. Grußstellung
Wiederholen Sie Stellung 1. Atmen Sie aus, während Sie die Arme senken, und führen Sie die Handflächen vor der Brust zusammen. Stehen Sie aufrecht, beide Füße in Hüftbreite nebeneinander. Heben und dehnen Sie den Brustkorb, während Sie geradeaus blicken.

Damit ist ein Sonnengruß-Zyklus abgeschlossen. Bleiben Sie noch einige Atemzüge lang in der Grußstellung stehen, und beginnen Sie dann den zweiten Zyklus. Die stehende Grußstellung ist auch die erste Stellung des folgenden Zyklus. Beim nächsten Atemzug wechseln Sie also in Stellung 2, das Armheben, über und wiederholen alle Bewegungen. Nachdem Sie den Sonnengruß genügend oft wiederholt haben, legen Sie sich hin, strecken die Wirbelsäule und lassen den Körper vollständig entspannen. Schließen Sie die Augen, und ruhen Sie 1–2 Minuten lang, wobei der Atem frei und leicht fließen sollte.

Prana Yama – das ausgeglichene Atmen

Diese einfache Atemübung beruhigt den Körper und harmonisiert das Nervensystem. Außerdem hilft Prana Yama dabei, innerlich zur Ruhe zu kommen.

So wird's gemacht

- Setzen Sie sich mit geradem Rücken bequem auf einen Stuhl. Lehnen Sie sich nicht an, denn das beeinträchtigt die Atmung. Schließen Sie die Augen, und entspannen Sie sich.
- Dann legen Sie den Daumen Ihrer rechten Hand an das rechte Nasenloch und Mittel- und Ringfinger an das linke. Damit Ihr Arm dabei nicht ermüdet, können Sie ihn an den Brustkorb anlehnen, jedoch nicht auf die Stuhllehne oder auf einen Tisch.
- Verschließen Sie zuerst die rechte Nasenöffnung, und atmen durch die linke Nasenöffnung aus. Danach atmen Sie leicht durch die linke Nasenöffnung ein.
- Jetzt verschließen Sie die linke Nasenöffnung mit Mittel- und Ringfinger der rechten Hand und atmen rechts aus. Dann atmen Sie durch die rechte Nasenöffnung wieder ein.

- Atmen Sie auf diese Weise etwa 5 Minuten im Wechsel.
- Dann senken Sie den Arm und setzen sich mit geschlossenen Augen 1 bis 2 Minuten lang bequem zurück.

Wichtig ist, daß Sie mit dem Ausatmen beginnen und dem Einatmen aufhören. Sollten Sie dabei das Bedürfnis haben, durch den Mund zu atmen, tun Sie dies, und fahren Sie mit der Übung fort, wenn Sie sich wieder wohl fühlen.

TRANSZENDENTALE Meditation ist leicht erlernbar, erfordert jedoch eine persönliche Anleitung durch einen ausgebildeten Lehrer. Er zeigt, wie das Mantra, ein Klangwort, verwendet wird, mit dessen Hilfe der Meditierende feinere Stadien des Denkens bis zum Ursprung der Gedanken verfolgen kann.

Transzendentale Meditation

Eine einfache und natürliche Methode, tiefe Ruhe und Entspannung zu erfahren, bietet diese traditionelle vedische Technik.

Sie ermöglicht ein Eintauchen in tiefere Bereiche des Bewußtseins. Die regelmäßige Erfahrung dieses Grundzustands unserer Bewußtheit scheint eine der wichtigsten Voraussetzungen für Zellerneuerung, körperliche und geistige Regeneration und für die Entfaltung geistiger Fähigkeiten zu sein. Persönlichkeitsvariablen wie Gedächtnis, Kreativität, Konzentrationsvermögen werden dadurch deutlich verbessert. Gut belegte Heilungserfolge mit der sogenannten TM erzielt man bei psychosomatischen Erkrankungen, vor allem bei Spannungskopfschmerz und Migräne, bei Schlafstörungen, hohem Blutdruck, zur Stabilisierung der Immunabwehr und zur Normalisierung des Körpergewichts bei Über- und Untergewicht sowie bei Depressionen, Angstzuständen und Neurosen.

Bei regelmäßiger Ausübung der TM wird der Alterungsprozeß verlangsamt oder sogar umgekehrt, da der Körper erweiterte und vertiefte Möglichkeiten erfährt, sich zu regenerieren. Streßfaktoren, die zum vorzeitigen Altern führen, werden dadurch regelmäßig und frühzeitig abgebaut.

TRANSZENdentale Meditation übt man 15–20 Minuten jeweils morgens und abends aus

MAHARISHI AYUR-VED-Präparate können Sie in Ihrer Apotheke kaufen oder bei den auf Seite 125f. angegebenen Adressen bestellen. Alle Präparate beinhalten einen Hinweis auf das einzunehmende Transportmedium

Pulsdiagnose

Mit Hilfe dieser Methode läßt sich der momentane Zustand der Doshas herausfinden und durch den Prozeß der Aufmerksamkeit ordnend auf Puls und Wohlbefinden einwirken. Der Puls spiegelt stabile, konstitutionelle Merkmale wider und reagiert unmittelbar auf körperliche und seelische Änderungen. Durch regelmäßige Übung kann man aus dem Puls die Doshas und ihre Untergruppen sowie die eigene Konstitution erkennen.

Eine einfache Übung dazu können Sie auch zu Hause durchführen, wenngleich für das richtige Pulsfühlen eine Anleitung erforderlich ist.

Als Frau umgreifen Sie mit der rechten, als Mann mit der linken Hand das andere Handgelenk von unten.

Tasten Sie mit dem Zeigefinger das Speichenköpfchen, das ist der knöcherne Hügel in der Nähe des Handgelenks. Unmittelbar daneben ist eine Grube, in der Sie die Handarterie tasten können. Legen Sie den Zeigefinger in diese Grube und Mittel- und Ringfinger locker daneben. Um ein Gefühl für den Puls zu bekommen, drücken Sie zunächst mit den drei Fingern leicht und gleichmäßig an der Oberfläche, dann kräftiger in der Tiefe und schließlich wieder im oberflächlichen Drittel. Hier fühlen Sie nun unterschiedliche Pulsqualitäten: Vata am Zeigefinger, Pitta am Mittel- und Kapha am Ringfinger.

Ayurvedische Heilmittel

Wichtig bei der Zubereitung ayurvedischer Arzneien ist, daß nicht nur die pharmakologische Wirkung, sondern auch der Geschmack und die ganzheitlichen Eigenschaften der Heilsubstanz erhalten bleiben.

GENERELL SOLLTEN SIE ayurvedische Heilmittel nicht länger als 6–12 Monate lagern und sie innerhalb dieser Zeit verbrauchen. Bewahren Sie die Heilmittel bei Zimmertemperatur und trocken auf. Pulver oder getrocknete Pflanzen füllen Sie in Blechdosen oder Gläser, Öle oder Zubereitungen aus zerlassener Butter in Glasbehälter. Medizinierte Öle und Butterzubereitungen bewahrt man ungekühlt auf.

Anupanams
Transportmedien für die Heilstoffe der ayurvedischen Präparate und Verstärker ihrer Wirkung. Die meisten ayurvedischen Produkte nimmt man zusammen mit Honig, weißem Kandiszucker, Vollrohrzucker, Milch, Kaffee oder Ghee ein.
Dosierung: Die Menge des Anupanams ist in der Regel die gleiche wie die des Heilmittels. Kaffee: einige Teelöffel bis zu einer halben Tasse; Milch oder Lassi: bis zu einem Glas. Für Säuglinge im Alter von 4–6 Monaten: einige Tropfen Muttermilch. Kinder bis zu zwei Jahren: 1/4 TL Honig; 2–6 Jahre: 1/2 TL Honig; ältere: Honig oder ein anderes Anupanam in halber Erwachsenendosis.

Churnas
Pulverisierte Mischungen aus pflanzlichen und mineralischen Bestandteilen. Diese »sanften« Arzneien werden als Stimulans für die Magensäfte, zur Beruhigung bei schmerzhaften Koliken, bei Verdauungsstörungen oder zur Regulierung der Doshas eingesetzt.

Dekokte
Abkochungen oder Aufgüsse von Heilkräutern und Gewürzen mit heißem oder kalten Wasser.

Ghee
Zerlassenes Butterfett (S. 59) ist ein Rasayana (S. 38). Dieses »Lebenselexier« wirkt verjüngend und zellregenerierend, stärkt den Gewebestoffwechsel und die Abwehrkräfte, senkt den Cholesterinspiegel und entgiftet. Ghee macht Speisen bekömmlicher, intensiviert ihren Geschmack und bewahrt beim Dünsten die Vitamine der Nahrungsmittel. Zudem stärkt es die Verdauungskraft, Agni, fördert die Sehkraft und kühlt übermäßige Hitze. Ghee enthält die Vitamine A, E, Niacin und die Mineralstoffe Natrium, Kalium, Kalzium, Phosphor, Magnesium und Eisen.

Ghritas
Medizinische Zubereitungen mit Ghee als Grundträgersubstanz. Diese medizinierten Ghees enthalten oft eine Vielzahl verschiedener Heilkräuter. Ghritas können innerlich als Arznei für definierte Erkrankungen, äußerlich für Massageanwendungen, Einreibungen, Pasten und Umschläge verwendet werden.

Gutis
Pillen und Tabletten aus Pflanzenpulvern, Mineralien und Aschen mit Pflanzensäften als Bindemittel.

ACHARA RASAYANA IST DIE HEILKRAFT, die aus gesundem und natürlichem Verhalten hervorgeht: Geistesqualitäten wie Mitgefühl, Respekt, menschliche Wärme, Freundlichkeit und Wahrhaftigkeit schreibt Ayurveda einen verjüngenden und gesunderhaltenden Effekt zu

KALKA BEI KOPFSCHMERZEN ODER KIEfernhöhlenentzündungen: Ingwerpulver mit Wasser zu einem Brei verrühren, an Schläfen, Stirn oder Wangen auftragen und bis zur Linderung der Beschwerden einwirken lassen

Kalkas
Pasten aus frischen oder getrockneten Pflanzen und Gewürzen, die mit Wasser, Milch, Honig oder Ghee zu einem Brei verrührt und auf die Haut aufgetragen werden.

Rasayanas
Sie dienen der Vorbeugung von Krankheiten und zur Steigerung der Leistungsfähigkeit und Abwehrkraft. Nahrungsmittel als Rasayanas zur Ernährung der Körpergewebe: Milch, Honig und Ghee. Zur Anregung des Stoffwechsels und der Verdauung: Pippali. Rasayanas können ambulant oder stationär, nachdem sich der Patient einer geistigen und körperlichen Reinigung unterzogen hat, eingenommen werden. Eines der bekanntesten Rasayanas ist das Amrit Kalash. Es besteht aus einer Paste und Tabletten, die jeweils für sich oder in Kombination eingenommen werden sollen. Es hat eine ausgeprägt harmonisierende und stärkende Wirkung und gilt als einer der wirksamsten »Radikalefänger« (S. 79).

Tailas
Medizinische Öle, versetzt mit heilkräftigen Kräutern. Grundlage sind meist Sesam- oder Kokosöl. Vata-, Pitta- oder Kapha-Öle (S. 54 ff.) gleichen das jeweilige Dosha aus.

Ayurvedische Heilpflanzen und Gewürze

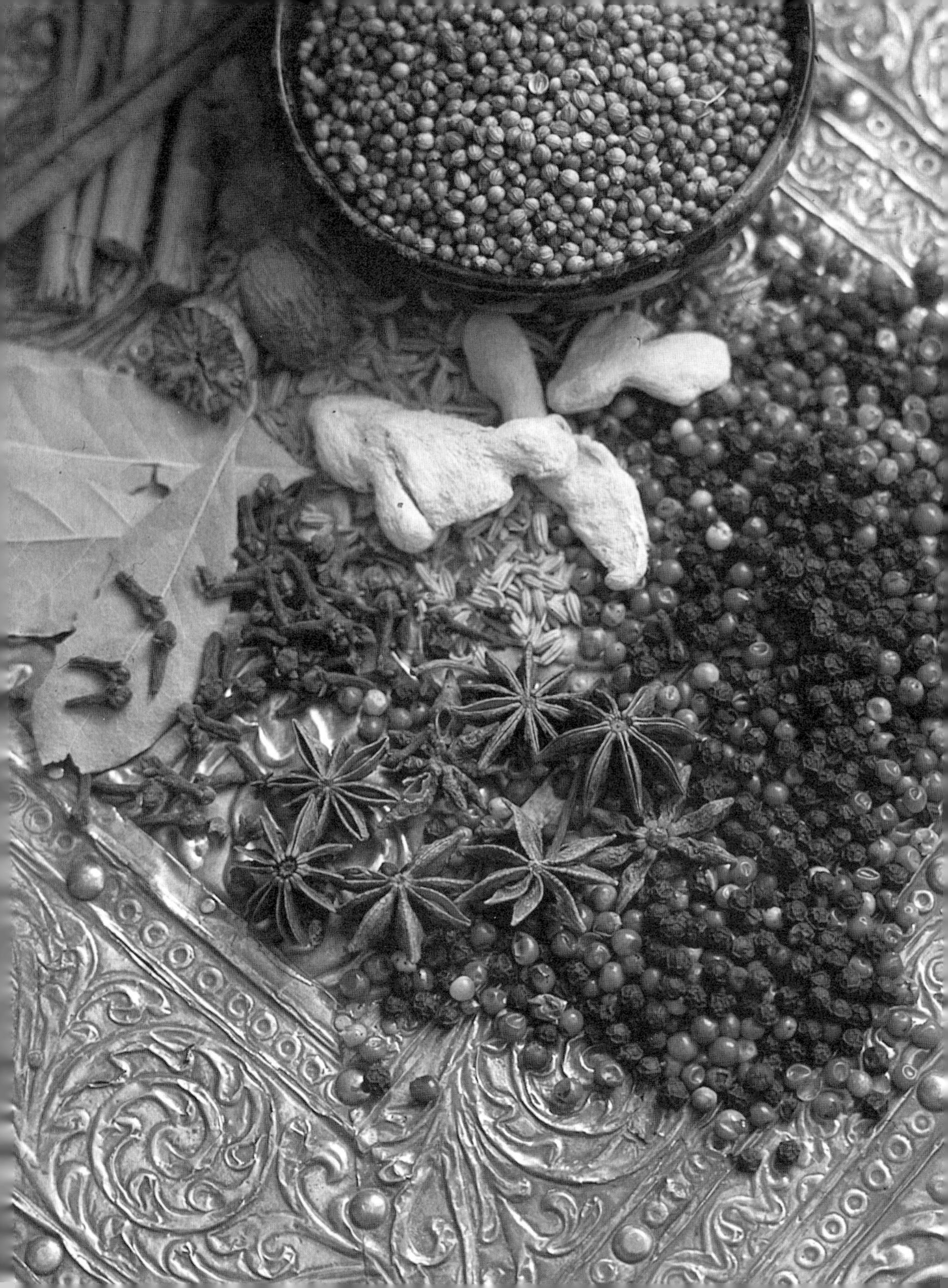

Die Heilkraft der Pflanzen

Heilpflanzen werden in Indien als heilig verehrt. Auch ayurvedische Arzneimittel sind größtenteils pflanzlichen Ursprungs.
Nach dem Gesetz von der Einheit der Natur geht die ayurvedische Lehre davon aus, daß jegliches natürliches Leben aus der gleichen Intelligenz zusammengesetzt ist. Ayurvedische Präparate enthalten, wenn sie vorschriftsmäßig hergestellt werden, die ganze Information der Pflanze und damit alle von der Natur gegebenen Bestandteile, die sich gegenseitig ergänzen und ausgleichen.

Die Pflanzen von A bis Z

Aloe Vera
Sanskrit: Kumari
Beschleunigt die Bildung neuer Hautzellen und unterstützt damit die Wundheilung. Sie ist keimtötend, bindet die Feuchtigkeit der Haut und läßt sie geschmeidig werden. Eingenommen wirkt Aloe Vera besonders auf den weiblichen Verdauungstrakt und die Gebärmutter, als Leber- und Milztonikum und zum Ausgleich der drei Doshas. Sie reguliert die Darmtätigkeit und stärkt die Sehkraft. Aloe Vera ist zudem harntreibend, stark abführend, verjüngend und stärkend.

Amla-Baum
Sanskrit: Amalaki
Eine der wichtigsten Heilpflanzen des Ayurveda zur Verjüngung, Stärkung und Nährung der Körpergewebe. Die Amla-Früchte sind oft Bestandteile von Rasayanas, beispielsweise des Amrit Kalash (S. 38). Neben ihrer umfassenden kräftigenden Wirkung fördern sie auch die Sehkraft, wenn sie zusammen mit Ghee eingenommen oder als Pulver mit Wasser verrührt über Nacht als feuchte Augenkompresse aufgelegt werden.

ALOE-VERA-TONIKUM:
2 TL Aloe-Vera-Gel mit 1 Prise Kurkuma (S. 44) verrühren und dreimal täglich verdünnt mit etwas Wasser oder Apfelsaft einnehmen

BEI PILZINFEKTIONEN DER Haut zweimal täglich frischen Basilikumsaft auf die betroffenen Hautpartien auftragen und etwas einziehen lassen

Anis, Fenchel und Kümmel
Sanskrit: Skatapushpa, Madhurika und Ajaji
Besänftigen und beruhigen den Darm, entblähen, wirken schleimlösend, stärken die Nervenkraft und fördern den Schlaf. Man kann sie als Tees, Öle, äußerlich oder innerlich angewendet, oder als Aromen in der Duftlampe verwenden.

Asaföetida
Sanskrit: Hingu
Schnell wirksam bei Übelkeit, Brechreiz und Durchfall oder trägem Darm. Nur in sehr kleiner Dosis eingenommen entfaltet sich seine Heilkraft. Folgende Zubereitung stärkt die gesunde Darmflora, kräftigt Agni, beruhigt Vata und ist gut gegen Würmer: 1/4 Messerspitze Asaföetida in ein Glas heißes, 10 Minuten lang abgekochtes Wasser geben und schluckweise trinken. Äußerlich empfiehlt sich die Einreibung mit Asaföetidapaste gegen Bauch- und Gelenkschmerzen.

Basilikum
Sanskrit: Tulsi
Öffnet Herz und Geist und stärkt die guten Qualitäten im Menschen. Basilikum kann als Tee für geistige Klarheit oder bei Erkältungskrankheiten angewendet werden. Es wirkt fiebersenkend, antibakteriell, entwässernd und löst Krämpfe im Magen-Darm-Trakt.

WIE ALLE ANDEREN ayurvedischen Heilmittel sollten Sie Heilpflanzen innerhalb eines Jahres verbrauchen. Zur Aufbewahrung eignen sich am besten Blechdosen oder Glasbehälter an einem trockenen und nicht zu warmen Ort.

Bibhitaki
Beruhigt alle drei Doshas, stärkt Körper und Geist und wird besonders bei Allergien verwendet. Mit Gelbwurzelpulver vermischt, helfen die Bibhitaki-Früchte gegen Asthma und Hautkrankheiten. Stuhlträgheit, Kolikschmerzen und Schwangerschaftserbrechen sind weitere Indikationen für diese Heilpflanze. Bei längerer Anwendung helfen die Bibhitaki-Früchte, das Körpergewicht zu senken, stärken die Sehkraft und fördern gesundes Haarwachstum.

Bockshornkleesamen
Sanskrit: Methi
Tonikum bei Schwächezuständen, angegriffenen Nerven, in der

Rekonvaleszenz und nach einer Schwangerschaft. Geben Sie 1 EL Bockshornkleesamenpulver in eine Tasse Milch und trinken dies mehrmals täglich. Als Brei eingenommen steigert Bockshornklee die Milchbildung und fördert den Haarwuchs. Mit etwas Wasser zu einer Paste verrührt, hilft er gegen Abzesse und Furunkel und unterstützt die Wundheilung.

Haritaki
In der tibetischen Medizin als »Königin aller Medizin« verehrt, gleicht es alle drei Doshas aus, ist eines der besten ayurvedischen Stärkungsmittel und fördert die Langlebigkeit. Haritaki-Früchte verjüngen, stimulieren die Verdauungsenzyme und verstoffwechseln Ama.

Ingwer
Sanskrit: Sunthi
Ingwersaft ist ein ausgezeichnetes Tonikum zur Anregung des Appetits und der Verdauung.
Er hilft gegen Durchfallerkrankungen, Blähungen und Darmkoliken, unterstützt die Ausleitung von Giftstoffen aus dem Darm und die Erhaltung einer gesunden Darmflora. Er stärkt das Herz und das Immunsystem. In Indien verwendet man frischen Ingwertee auch als Hausmittel für Kinder mit Keuchhusten. Außerdem verdünnt Ingwer auf natürliche Weise das Blut und beugt so der Thrombosenbildung vor. Er senkt den Cholesterinspiegel und den Blutdruck, hilft bei Reisekrankheit, lindert auch Schmerzen und reduziert übermäßige Magensekretion.

Kardamom
Sanskrit: Ela
Regt die Verdauung an, regelt die Darmtätigkeit und hilft bei Übelkeit, Erbrechen und Kopfschmerzen. Nach dem Essen zusammen mit Fenchel und Anis (S. 42) gekaut, ist er ein gutes Mittel gegen Blähungen. Kardamom fördert die Gehirnfunktionen und stärkt das Gedächtnis. Außerdem kräftigt er das Herz, löst den Schleim in den Bronchien und Nasennebenhöhlen und neutralisiert die schleimbildende Wirkung der Milch.
Gut geeignet für Kinder mit Blähungen und nervösen Appetitstörungen, als Gewürzzusatz in Milchbreis, zusammen mit Zimt, Ingwer und Gelbwurzel. Die aromatischen Kardamomfrüchte haben auch aphrodisierende Wirkung. In Kaffee und schwarzem Tee untergerührt, verringert Kardamom die schädlichen Effekte des Koffeins und Teins.

FÜR FRISCHEN INGWERSAFT schaben Sie ein Wurzelstückchen mit einer Reibe und pressen diesen Brei durch ein Leinentuch oder in einer Knoblauchpresse aus

MORGENS ODER ABENDS 1 TL süßes Mandelöl in Milch stärkt die Nerven und fördert tiefen Schlaf

Koriander
Sanskrit: Dhanyaka
Wirkt bei allen Entzündungen im Verdauungssystem und in den Harnwegen sowie als Abkochung bei fieberhaften Erkrankungen.

Kreuzkümmel
Sanskrit: Jiraka
Reguliert die Darmflora und gleicht Vata aus. Kreuzkümmel sollten Sie immer selbst mahlen, dann entfaltet er sein Aroma am besten.

Kurkuma
Sanskrit: Haridra
Kurkuma regt den Gallefluß an und fördert die Leberfunktion. Zudem wirkt er gegen Allergien, Heuschnupfen, allergisches Asthma, Juckreiz und Hämorrhoiden. Kurkuma neutralisiert die Gifte im Körper, senkt den Cholesterinspiegel, hilft bei Parasiten und Störungen der Darmflora sowie bei Erkältungskrankheiten. Darüber hinaus verleiht er Gelenken und Sehnen Geschmeidigkeit, wirkt entzündungshemmend und stoffwechselanregend.
Bei äußerlicher Anwendung als Paste (Kurkumapulver mit Wasser zu einem Brei verrührt) stoppt dieses Gewürz Hautblutungen, wirkt antiseptisch und abschwellend. Wegen seiner blutreinigenden Wirkung hilft Kurkuma auch gegen Akne. Dazu nehmen Sie abends 1 TL Kurkumapulver in einer Tasse heißer Milch über einen längeren Zeitraum hinweg regelmäßig ein. Zusammen mit Sandelholz wird Kurkuma auch in Hautcremes verarbeitet. In Milch eingenommen, hilft Kurkuma gegen eine rauhe, überanstrengte Stimme.

Langkornpfeffer
Sanskrit: Pippali
Gleicht Kapha und Vata aus und wirkt schleimlösend bei Asthma und Bronchitis. Er wird innerlich bei Milzerkrankungen, Hautleiden und rheumatischen Beschwerden verordnet. Wegen seiner verjüngenden Wirkung setzt man Langkornpfeffer auch bei Regenerationsbehandlungen ein.

Mandeln
Sanskrit: Vatama
Stärken die Nervenkraft und erhöhen die physische und psychische Belastbarkeit. Süßmandelöl wird für nervenstärkende Massagen verwendet. Bittermandeln verdünnen das Blut und entwässern. Aufgrund der giftigen Blausäure ist bei ihrer Verwendung Vorsicht geboten.

Muskat
Sanskrit: Jatiphala
Zur Beruhigung von Nerven und Geist. 1/4 Messerspitze in Milch abends eingenommen, verhilft zu ruhigem und tiefem Schlaf. Es wirkt auch gegen unfreiwilligen Urinabgang, vorzeitigen Samenerguß und löst Bauchkrämpfe.

Petersilie
Sanskrit: kein Name bekannt
Reich an Mineralien, Vitaminen und Eisen. Der frische Saft wirkt ebenso wie ein Tee aus Persilienblättern entwässernd, krampflösend und reguliert die Menstruation.

Pfefferminze
Sanskrit: Phudina
Hervorragendes Heilmittel bei Übelkeit, Brechreiz, Völlegefühl, aber auch bei anderen Magen-Darm-Beschwerden wie Durchfall, Blähungen oder Krämpfen. Äußerlich angewandt, wirkt das Öl wohltuend und entspannend bei Kopfschmerzen, rheumatischen Beschwerden und bei Nervenschmerzen.

Safran
Sanskrit: Nagalkeshara
Gilt als schmerzstillend und stimulierend, als Aphrodisiakum und verdauungsförderndes Mittel. Darüber hinaus reguliert er die Periodenblutung und wird bei Blutarmut und mangelnder Spermienbildung empfohlen. Hilfreich bei Fieber, Husten, Asthma und depressiver Verstimmung. Die empfohlene Dosis für Safran liegt bei 1/2–3 Fäden. Höhere Verabreichungen können giftig wirken.

Salbei
Sanskrit: kein Name bekannt
Reduziert die Schweißbildung, hemmt die Milchsekretion, wirkt lindernd bei allen Erkrankungen der Atemwege. Salbeitee ist ideal zum Gurgeln bei Halsschmerzen oder bei Durchfall. Gegen Afterjucken und bei Hämorrhoiden hat ein Sitzbad mit einem Zusatz von Salbeiblättern wohltuende Wirkung.

Samen des wilden Selleries
Sanskrit: Ajuwan
Stark verdauungsförderndes Mittel mit appetitanregender Wirkung. Gegen Blähungen und Gärungsprozesse im Darm nimmt man 1 TL Ajuwan als Tee oder fügt es den Speisen bei. Es löst zudem Schwellungen und Eiteransammlungen der Nebenhöhlen, befreit die Atemwege, erfrischt und regt den Stoffwechsel an.

SANDELHOLZ öffnet das Herz und fördert geistiges und spirituelles Wachstum

Sandelholz
Sanskrit: Rakta-Chandana
Bei Sonnenstich und Fieber hilft eine Paste, für die etwas Sandelholzpulver mit Wasser zu einem Brei verrührt und auf die Stirn aufgetragen wird. Auch heilend bei entzündeter Haut. Als Kaltwasserauszug eingenommen, hilft es gegen Reizblase und nächtliches Harnlassen, bei inneren Blutungen, Durchfall, Ruhr und blutenden Hämorrhoiden.

Schwarzer Pfeffer
Sanskrit: Maricha
Er wirkt gegen Blähungen und leicht fiebersenkend, besitzt entzündungshemmende Eigenschaften und trägt zur Regulierung des Wasserhaushalts im Darm bei.

Tri-Katu
Die Gewürzkombination aus Ingwer, Langkornpfeffer und schwarzem Pfeffer regt die Verdauung an, entbläht und hilft bei Erkältungen.

Triphala
Die Arzneikombination aus Amalaki, Bibhitaki und Haritaki kann äußerlich als Abkochung, die man als Paste aufträgt, oder als Zusatz im Dampfbad zur Reinigung der Haut und Heilung bei Hautkrankheiten eingesetzt werden. Innerlich ist Triphala eine der wirkungsvollsten Pflanzenkombinationen zur Ausleitung von Stoffwechselgiften. Es wird auch für kurzfristiges Abführen bei Reinigungs- und Fastenkuren oder zur Stärkung der Verdauung verwendet. Daneben lindert es Asthma sowie Bronchitis und ergänzt die Diabetes-Behandlung.

Gewürze zur:
Beruhigung von Vata: Anis, Fenchel, Kümmel, Kreuzkümmel, Kardamom, Zimt, Nelken, Süßholz, Alant, Muskat, Thymian, Ingwer, Ajuwan, Bockshornkleesamen, Galgant, Basilikum

Anregung von Pitta: Cayennepfeffer, schwarzer Pfeffer, Meerrettich, Senf, Echter Beifuß, Bohnenkraut, Brunnenkresse, Galgant, Kalmus, Lorbeerblätter, Nelken, Petersilie, Gelbwurzel, Alant

Anregung von Kapha: Süßholz, Eibisch, Alant, Beinwellwurzel, Irisch Moos, Flachssamen, Salomonsiegel

Stärkung von Agni, ohne Pitta anzuregen: Ingwer, Kardamom, Bockshornkleesamen, Dill, Fenchel, Minze, Safran, Kreuzkümmel, Zimt, Koriander

Regulierung der Darmflora und bei Darmparasiten: Ajuwan, Asaföetida, Nelken, Knoblauch, Thymian, Wermut, Kurkuma, Rainfarn

Schweiß- und Sekretionshemmung: Salbei, Brombeerblätter, Himbeerblätter, Enzian, Eichenrinde, Hibiskus, Hagebutte, Breitwegerich, Brennessel, Gelbwurzel

Schweißförderung und Erwärmung: Lindenblüte, Basilikum, Kardamom, Zimt, Nelken, Eukalyptus, Ingwer, Wacholderbeeren, Thymian, Holunderblüten

Kühlung: Kamille, Koriander, Holunderblüten, Zinnkraut, Pfefferminze, Schafgarbe, Klette

Entwässerung: Koriander, Klette, Zinnkraut, Knoblauch, Senf, Petersilie, Zimt, Wacholderbeeren, Brennessel, Liebstöckel, Goldrute

Anmerkung:
Die vorgestellten Pflanzen sind bis auf die Früchte Amalaki, Bibhitaki und Haritaki in Apotheken, Drogerien und Reformhäusern erhältlich.

Ayur-
vedische
Küche

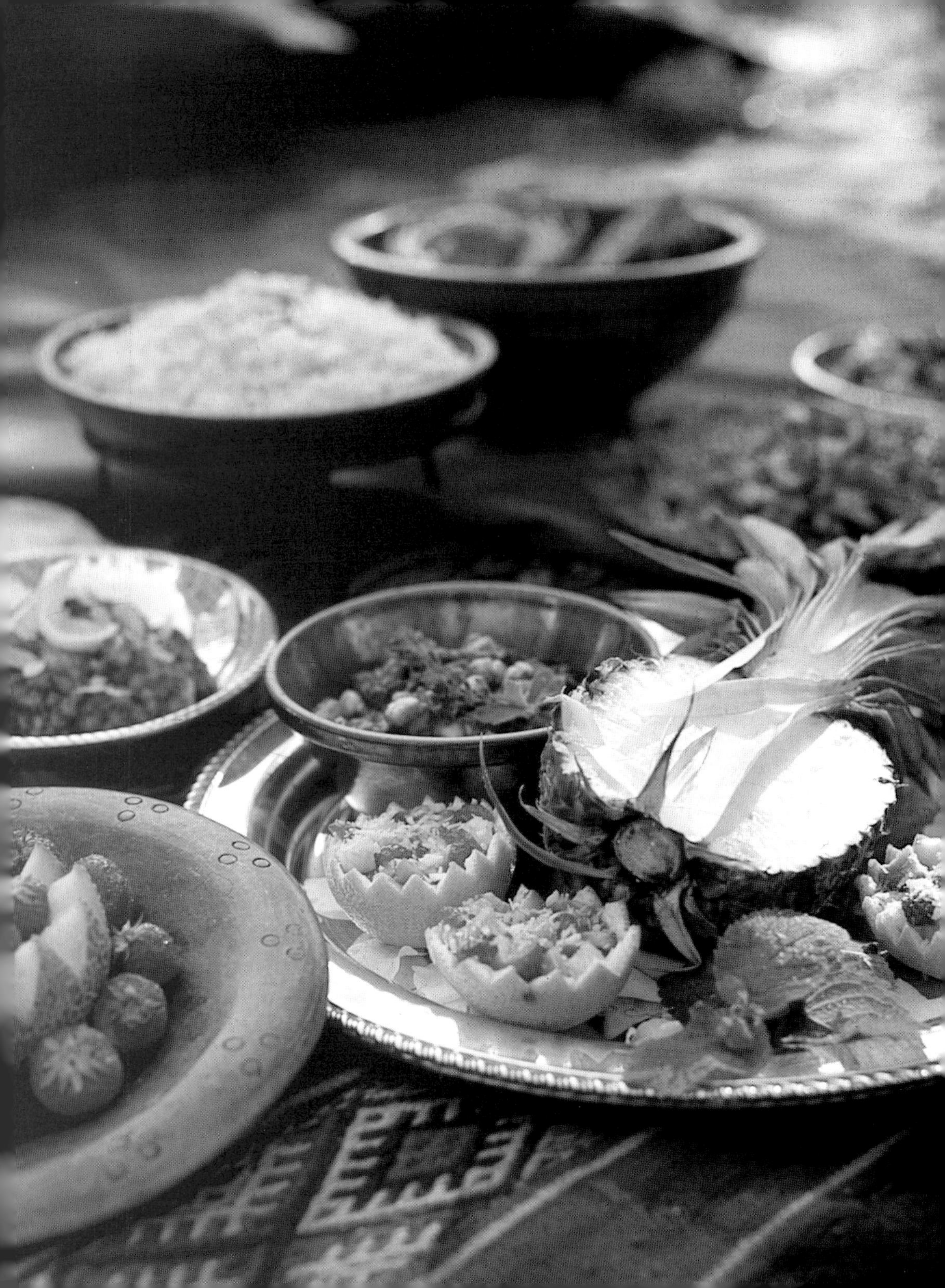

Ernährung im Ayurveda

Um die Balance im Menschen wieder herzustellen, nimmt die Ernährung, beim Gesunden wie beim Kranken, in der ayurvedischen Therapie eine bedeutende Rolle ein. Die Ahara, wie die Ernährungslehren im Ayurveda genannt werden, appellieren an die Beobachtungsgabe für die Bedürfnisse unseres Körpers. Denn unsere Sinne kommunizieren mit den inneren Bedürfnissen, die aus dem Wechselspiel der Doshas erwachsen. Grundlegende Informationen erhalten wir durch die rasas, die Geschmacksqualitäten der Speisen. Außerdem bereiten diese die jeweiligen Verdauungsdrüsen auf ihre Aufgabe vor:

Bitter: reinigend, stimuliert Leber und Galle
Süß: anregend auf die Bauchspeicheldrüse
Sauer: anregend und kräftigend auf die Magendrüsen, stimuliert am stärksten die Speichelsekretion
Salzig: appetitanregend und den Wasserhaushalt beeinflussend
Scharf: anregend auf den Stoffwechsel, wärmeerzeugend und reinigend
Herb: zusammenziehend, schleimhautberuhigend

Die Geschmacksrichtungen sollten in einem ausgewogenen Verhältnis zueinander stehen und jeden Tag im Essen vertreten sein. Da jede Nahrung für sich eine eigene Wirkung auf die drei Doshas ausübt, läßt sich für jeden Konstitutionstyp und für die unterschiedlichen Gesundheitsstörungen ein passender Ernährungsplan zusammenstellen.

Agni, Ojas und Ama

Voraussetzung für die individuelle Verträglichkeit der Nahrung ist die Fähigkeit unseres Stoffwech-

OJAS IST DIE feinste »Essenz« von Nahrung und grundlegend für den Aufbau der Dhatus

sel- und Verdauungsystems, diese vollkommen zu verwerten. Daher schenkt Ayurveda der Verdauungskraft, Agni, besondere Aufmerksamkeit. Ein gesundes Agni zeichnet sich durch zwei- bis dreimal gesunden Hunger am Tag und durch eine regelmäßige Verdauung aus. Die aufgenommene Nahrung wird vollständig umgewandelt, und es entsteht Ojas.

Es verleiht Wohlbefinden, Abwehrkräfte, Vitalität, Zufriedenheit und der Haut eines gesunden Babys ihren typischen seidigen Glanz. Ojas entsteht auch bei allen positiven geistigen Ereignissen und Glückserfahrungen. Es verbindet Körper und Geist und sorgt für ihre Ausgewogenheit. Ist Agni geschwächt oder gestört, wird Ojas nur mangelhaft gebildet, und an seiner Stelle entsteht Ama. Diese Schlackenstoffe, Körpergifte und unverdaute Nahrungsbestandteile, entstehen durch eine schwache Verdauung im Magen-Darm-Trakt oder im Stoffwechsel der Zellen und Gewebe. Darunter fallen auch Alkohole und andere Gärungs- und Fäulnisprodukte im Darm. Ama schwächt die Gewebe und fehlt bei praktisch keiner Krankheit.

Qualität, Menge und Art der verspeisten Nahrungsmittel beeinflussen Agni ebenso wie körperliche und geistige Aktivität, Klima und Jahreszeit, biologische Rhythmen, Tageszeit und Lebensalter, Schlaf, Konstitution und Medikamente. Durch zu viel oder zu häufiges Essen kann die Verdauungskraft am nachhaltigsten beeinträchtigt werden. Auch eiweißhaltige Kost und zu schweres Essen am Abend können Agni schwächen.

Ayurvedische Essensregeln

- Essen Sie im Sitzen in ruhiger Umgebung und genießen Sie die Speisen.
- Nehmen Sie die Mahlzeiten möglichst immer zur gleichen Zeit ein. Dabei sollten Sie nicht arbeiten, lesen, fernsehen und auch nur wenig sprechen.
- Essen Sie nur, wenn Sie hungrig sind und die letzte Mahlzeit vollkommen verdaut ist, also etwa nach 3–6 Stunden. Vermeiden Sie Zwischenmahlzeiten.
- Mittags ist die beste Zeit für Ihre Hauptmahlzeit. Am frühen Abend sollten Sie nur noch leichte Kost zu sich nehmen und vor dem Einschlafen möglichst nichts mehr essen, denn nachts wird Nahrung schlecht verarbeitet und beeinträchtigt den Schlaf.
- Trinken Sie zu den Mahlzeiten

etwas heißes Wasser, Kräutertee oder Saft. Milch sollten Sie nur allein, gemeinsam mit Getreiden oder süß schmeckenden Speisen trinken.

- Ihre Nahrung sollte ausgewogen sein und zumindest bei der Mittagsmahlzeit alle sechs Geschmacksrichtungen (S. 51) abdecken.
- Richten Sie sich beim Essen nach Ihren Bedürfnissen. Ihr Körper drückt durch den Appetit auf bestimmte Gerichte aus, was er braucht, um ins Gleichgewicht zu kommen.
- Vermeiden Sie Alkohol, Kaffee, kohlensäurehaltige Getränke und Schokolade.
- Essen Sie abends möglichst keine Sauermilchprodukte wie Joghurt, Quark und Käse und auch kein anderes tierisches Eiweiß.
- Kochen und backen Sie nicht mit Honig, denn erhitzter Honig erzeugt Ama.
- Vermeiden Sie eiskalte Nahrung und Getränke. Sie schwächen Agni.
- Bereiten Sie Ihr Essen frisch und in entspannter Atmosphäre zu, und achten Sie auf vollwertige, naturbelassene Nahrungsmittel. Richten Sie diese appetitlich an, denn die Speisen sollen alle fünf Sinne ansprechen.

So sollten Sie essen

Die nachfolgenden Empfehlungen verstehen sich nicht als starre Regeln, sondern als Orientierungshilfe. Vertrauen Sie vor allem Ihrem natürlichen Verlangen und inneren Bedürfnissen. Sie werden sich mit der empfohlenen Auswahl wohlfühlen, wenn das angegebene Dosha bei Ihnen aus dem Gleichgewicht geraten ist. Befragen Sie im Zweifelsfall oder bei ernsten Gesundheitsstörungen einen im Maharishi Ayur-Ved ausgebildeten Arzt.

AYURVEDA EMPFIEHLT in der Regel vegetarische Kost. Um sich entsprechend der Doshas zu ernähren, müssen Sie aber kein Vegetarier sein, obwohl diese Ernährungsweise viele gesundheitliche Vorteile mit sich bringt. Versuchen Sie, Ihre Ernährung allmählich umzustellen, indem Sie Ihren Fleischkonsum nach und nach reduzieren, und bevorzugen Sie zunächst Geflügel und Fisch. Beides ist leichter verdaulich.

Vata

Bevorzugen Sie warme, wohlschmeckende Speisen und Getränke; Süßes, Saures und Salzi-

AMA KANN AUCH IM PSYCHISCHEN Bereich als Folge unverarbeiteter Gefühle, Belastungen und ungelöster Konflikte entstehen. Diese sind nach ayurvedischer Sicht ebenso gesundheitsschädlich wie unverdaute Nahrung

ges; schwere, reichhaltige und ölige Speisen; alle 4–5 Stunden kleine bis mittelgroße Mahlzeiten.
Meiden Sie kaltes, trockenes und leichtes Essen; Bitteres, Herbes und Scharfes; gewichtsreduzierende und unregelmäßige Mahlzeiten.

Zu empfehlende Nahrungsmittel:
Gemüse und Salate: Gemüse sollten Sie stets mit etwas Ghee angemacht und gekocht zu sich nehmen. Spargel, rote Bete, Karotten, Gurken, Süßkartoffeln, milder weißer Rettich, grüne Bohnen und Okra. In kleinen Mengen auch Kartoffeln, Rosenkohl, Brokkoli, Kohl, Blumenkohl, Erbsen, Spinat, Bohnenkeimlinge, Zucchini, Sellerie, Tomaten und Sprossen
Getreide: Reis, vor allem Basmatireis und Weizen
Milchprodukte: Alle, vor allem Milch, Ghee, Frischkäse, Butter, Joghurt, Sahne und Lassi
Hülsenfrüchte: Sojaprodukte, Tofu, grüne Bohnen, Linsen, rote Linsen, Mungbohnen
Öle und Fette: Alle in kleinen Mengen
Obst: Süßes und reifes Obst wie Bananen, Mangos, süße Melonen, Papayas, Ananas, Kokosnüsse, eingeweichte Pflaumen, Beeren, Orangen, Avocados, Kirschen, Pfirsiche, Aprikosen, Grapefruit, frische Feigen, Trauben und Zitronen
Nüsse und Samen: Alle in kleinen Mengen
Süßmittel: Alle natürlichen Süßmittel, alle Zuckerrohrprodukte, Melasse und Sirup von Ahorn und Birne
Gewürze: Alle Gewürze, insbesondere Ingwer, Nelken, Kardamom, Zimt, Kreuzkümmel, Senfkörner, schwarzer Pfeffer in kleinen Mengen, Kurkuma, Steinsalz
Fleisch und Eier (für Nichtvegetarier): Huhn, Truthahn, Meerestiere und Eier, gebraten oder als Rührei

Pitta

Bevorzugen Sie kühle, reichhaltige Speisen und Getränke; Süßes, Bitteres und Herbes; schwere, ölige und gehaltvolle Mahlzeiten in mäßigen Mengen; Salate.
Meiden Sie heiße Speisen und Getränke; Scharfes, Saures und Salziges; leichte, trockene und unregelmäßige Mahlzeiten.

Zu empfehlende Nahrungsmittel:
Gemüse und Salate: Alle süßen und herben Gemüsesorten, Spargel, Gurken, Zucchini, Kürbis,

Pilze, Okra, Erbsen, Petersilie, grüne Paprika, Sprossen, Sellerie, Kohl, Blumenkohl, Rosenkohl, Brokkoli, Kartoffeln, Keimlinge, grüne Blattgemüse und Salate wie Mangold, Wirsing und Kopfsalat
Getreide: Reis, insbesondere Basmatireis, Weizen, Hafer (gekocht), Gerste
Milchprodukte: Milch, ungesalzene Butter, Ghee, Hüttenkäse, Frischkäse in kleinen Mengen und Lassi
Hülsenfrüchte: Alle außer Linsen
Öle und Fette: Oliven-, Sonnenblumen-, Kokos-, Sojaöl, Ghee
Obst: Alle süßen Früchte wie Bananen, Mangos, süße Melonen, Avocados, Feigen, Birnen, süße, dunkle Trauben, Rosinen, Kirschen, süße Ananas, Pflaumen, Dörrpflaumen, süße Orangen, Äpfel, Granatäpfel
Nüsse und Samen: Kokosnüsse, Sonnenblumenkerne und Kürbissamen
Süßmittel: Alle außer Honig und Melasse
Gewürze: Koriander, Kardamom, Zimt, Fenchel, Safran, Kurkuma, Ingwer und schwarzer Pfeffer in kleinen Mengen, frische Gartenkräuter außer Lauchgewächse
Fleisch und Eier (für Nichtvegetarier): Huhn, Truthahn, Fasan, Hase, Wild, vom Ei das Eiweiß, Garnelen in kleinen Mengen

Kapha

Bevorzugen Sie generell warme Speisen und Getränke; Scharfes, Bitteres und Herbes; leichte und trockene Mahlzeiten; appetitanregende Gerichte, Salate und Suppen.
Meiden Sie generell kaltes, schweres und reichhaltiges Essen; Süßes, Saures und Salziges; zu üppige und ölige Gerichte; Zwischenmahlzeiten.

Zu empfehlende Nahrungsmittel:

Gemüse und Salate: Alle Blattgemüse sowie scharfe und bittere Gemüsesorten wie Spinat, Kohl, Wirsing, Rosenkohl, Blumenkohl, Brokkoli, Chicorée, Keimlinge, Pilze, Okra, Paprika, Sprossen, Kartoffeln, Karotten, rote Bete, Stangensellerie, Fenchel, Auberginen, Spargel, Rettiche, Radieschen, Petersilie, alle Blattsalate
Getreide: Gerste, Buchweizen, Mais, Hirse, Roggen, Hafer, Dinkel, Weizen und weißer oder Basmatireis in kleinen Mengen
Milchprodukte: Warme Magermilch oder mit Wasser verdünnte Vollmilch, Ziegenmilch, Frischkäse in kleinen Mengen, Ghee und Lassi
Hülsenfrüchte: Alle außer Soja-

SPRECHEN SIE bitte vor der Entschlakkungskur mit Ihrem Ayurveda-Arzt über Ihr Vorhaben

produkte und weiße oder schwarze Bohnen
Öle und Fette: Ghee, Mandel-, Mais-, Sonnenblumen-, Sesam- und Olivenöl in kleinen Mengen
Obst: Äpfel, Birnen, Granatäpfel, Beerenobst, Kirschen, Aprikosen, Mangos, Pfirsiche, Persimonen, Dörr- und Trockenobst
Nüsse und Samen: Sonnenblumenkerne und Kürbissamen in kleinen Mengen
Süßmittel: Honig
Gewürze: Alle außer Salz, insbesondere scharfe Gewürze wie Ingwer, schwarzer Pfeffer, Koriander, Kurkuma, Nelken, Kardamom, Zimt
Fleisch und Eier (für Nichtvegetarier): Huhn, Truthahn, hier jeweils das dunkle Fleisch, Garnelen, Wild in kleinen Mengen, Rührei

Entschlacken und Ama abbauen

Um Ama in den wichtigsten Körpergeweben abzubauen, genügt oft schon eine Entschlackungskur von 8–10 Tagen.
Vermeiden Sie während der Kur: Gebratenes, Fritiertes, Fettes, Saures, reine Rohkost, rohe Getreidemüsli, Fisch, Schweine- und Rindfleisch, Käse, Quark, Joghurt und andere Sauermilchprodukte sowie Süßigkeiten in jeder Form.
Bevorzugen Sie statt dessen: Weißen Reis, Blattgemüse, Karotten, rote Bete, Mungbohnen, leichte, abgelagerte Brotsorten, frische Salate in kleinen Mengen sowie Gemüse- und Getreidesuppen. Halten Sie sich während der Kur viel im Freien auf, und gehen Sie früh zu Bett.

Ihr Speiseplan für zehn Tage
Morgens: 1 Glas zimmerwarmes Wasser mit dem Saft von 1/2 Zitrone und 1–2 TL Bienenhonig.
Frühstück: Entfällt. Bei starkem Hunger eine halbe Stunde nach dem Wasser frischgepreßte Fruchtsäfte.
Mittagessen: Eine leichte, warme Mahlzeit in ruhiger Atmosphäre. Achten Sie dabei auf Ihren natürlichen Sättigungspunkt. Bleiben Sie nach dem Essen noch 10–15 Minuten sitzen.
Abendessen: Entfällt. Bei starkem Hunger frischgepreßte Fruchtsäfte oder auch Getreide-, Reis- und Gemüsesuppen, die Sie möglichst vor sechs Uhr zu sich nehmen.
Zwischenmahlzeiten: Sollten entfallen, ansonsten frische Obstsäfte. Zur Förderung des Stoffwechsels und zum Ausspülen von Ama verwenden wir heißes Wasser, mit der wichtigste Teil der Kur. Die

Menge richtet sich nach dem Durst. Trinken Sie jede halbe Stunde eine kleine Menge, etwa 2–3 Schlucke bis etwa 1/2 Tasse (S. 57 f.).

Nach zehn Tagen können Sie Ihre Kost wieder langsam aufbauen. Trinken Sie weiterhin stündlich oder zweistündlich heißes Wasser.

Fastenkur

Bei schweren, durch Schlackenstoffe und Körpergifte stark belasteten Ama-Zuständen, aber auch einleitend zur Behandlung chronischer Krankheiten empfehlen sich einige Fastentage mit Reisschleim.

Bei der Reisschleimdiät gibt es drei Tage lang morgens, mittags und abends eine Reissuppe und viel heißes Wasser.

Reissuppe (für eine Person): 2 EL Basmatireis und gelbe, geschälte Mungbohnen in 1/2 l Wasser 1 Stunde lang leicht köcheln lassen. Mit etwas Salz, Kreuzkümmel, Ingwer oder Gelbwurzpulver würzen. Die Wassermenge kann auch variiert werden. Sollten Sie Reis nicht vertragen oder ihn nicht mögen, so können Sie auch auf eine leichte Gemüse- oder Gerstensuppe ausweichen.

Bewegen Sie sich viel an der frischen Luft, und schlafen Sie ausreichend.

Am vierten Tag morgens 1 EL Rizinusöl in 1/2 Tasse Wasser mit dem Saft von 1/2 Zitrone, 1 Prise Salz und 1/4 TL Ingwerpulver verrühren und anschließend zum Abführen trinken.

Als erstes Gericht nach dem Abführen ein Lassi (S. 58) oder eine Reissuppe. Danach gehen Sie langsam auf leichte, warme und vegetarische Speisen über.

Heißwasser-Trinkkur

Das regelmäßige Trinken von heißem Wasser ist eine sehr wirksame Reinigungskur: »Unechte« Hungergefühle zwischen den Mahlzeiten werden befriedigt, Nebenwirkungen beim Fasten wie Übelkeit, Kopfschmerzen, Gereiztheit oder Mattigkeit bleiben aus und der Geschmackssinn verbessert sich. Das schluckweise Trinken hat zudem eine beruhigende und psychisch stabilisierende Wirkung. Darmstörungen verschwinden und das Hautbild wird klarer und frischer. Ebenso vermindert sich Juckreiz, Gelenk-, Rücken- und Nackenschmerzen werden gelindert.

Um diese Ergebnisse zu erzielen,

NEBEN SCHÄdigenden Abfallstoffen verlieren Sie bei der Fastenkur auch 1–2 Pfund

BEI SCHWACHEM STOFFwechsel und ausgeprägten Ama-Zuständen geben Sie dem Wasser ab und an eine kleine Prise Ingwerpulver bei

AM BEKÖMMlichsten ist Lassi bei Zimmertemperatur oder sogar noch etwas wärmer

ist weniger die Menge des getrunkenen Wassers entscheidend als die Häufigkeit: 2–3 Schlucke halbstündlich reichen.

So wird's gemacht

- Reines Wasser (kein chloriertes Leitungswasser) ohne Kohlensäure oder mineralstoffarmes Mineralwasser 10–15 Minuten vor Gebrauch kochen. Stündlich oder halbstündlich 2–3 Schlucke (oder mehr) trinken.

Tips für eine gesunde Verdauung

Unter einem normalen Stuhlgang versteht man im Ayurveda eine Darmentleerung morgens nach dem Aufstehen. Der Stuhl sollte gut geformt, von mittelbrauner Farbe sein und spontan abgehen. Die Stuhlentleerung kann im wesentlichen durch drei Maßnahmen normalisiert werden: Ballaststoffe, ölige Nahrungsmittel und warme Getränke.
Eine ausgewogene ayurvedische Ernährung mit frischem Gemüse, Salat und Getreideprodukten enthält ausreichend Ballaststoffe und aktiviert die Verdauung.
Pflanzliche Öle, wie beispielsweise kaltgepreßtes Olivenöl, Sonnenblumenöl oder Ghee (S. 59), als Salatmarinade oder zum Kochen, führen ab und kräftigen den Darm.
Trinken Sie morgens nach dem Aufwachen ein Glas lauwarmes Wasser. Zur Unterstützung und zusätzlichen Reinigung können Sie auch ein Glas lauwarmes Zitronenwasser mit 1 TL Honig trinken. Auch tagsüber sollten Sie ausreichend Flüssigkeit zu sich nehmen, vor allem heißes Wasser.

Ayurvedisches Rezeptbuch

Die ayurvedische Küche ist köstlich, gesund und ausgewogen. Eine Vielzahl an Rezeptbeispielen finden Sie in meinem ayurvedischen Kochbuch (S. 126). Hier gebe ich Ihnen Basisrezepte für die wichtigsten Bestandteile eines vollständigen ayurvedischen Menüs.

Lassi

Dieses typische ayurvedische Heilgetränk trinkt man am besten in kleinen Schlucken zum oder nach dem Mittagessen. Es stärkt die Verdauungskraft und reguliert die Doshas.
1/2 l frischen, milden und qualitativ hochwertigen Joghurt ohne Konservierungsstoffe und Bindemittel je nach Verdauungskraft

mit Wasser auf die zwei- bis dreifache Menge verdünnen. Dann so lange mit einem Schneebesen schlagen, bis alle Klümpchen verschwunden sind. Sollte dabei eine butterähnliche Schicht an der Oberfläche entstehen, schöpfen Sie diese ab. Mit Honig oder Rohrzucker, Ingwer, Kardamom oder Salz würzen.

Ghee

Butterschmalz ist leicht verdaulich und stärkt die Verdauungsorgane. Es wird zum Dünsten von Gemüse, zum Backen und zur Verfeinerung der Speisen verwendet. Am besten stellen Sie gleich ein wenig mehr auf Vorrat her.

500 g frische, ungesalzene Sauerrahmbutter in einer Schüssel in kleine Stücke zerteilen und darauf kaltes Leitungswasser geben. Anschließend das Wasser wieder abgießen. Dieses »Butterwaschen« so lange wiederholen, bis das Wasser klar bleibt. Dann die Butter im Topf bei kleiner Hitze schmelzen lassen. Je nach Ausgangsmenge und Herdhitze kann die Klärzeit der Butter 30 Minuten bis 4 Stunden in Anspruch nehmen (500 g = ca. 30–60 Minuten Garzeit). Achten Sie darauf, daß Ihr Ghee nicht anbrennt: Wenn kein »Köchelgeräusch« mehr zu hören, d. h., das enthaltene Wasser vollkommen verdampft ist, nehmen Sie den Topf vom Herd. Zur Probe geben Sie einen Tropfen Wasser auf die geschmolzene Butter – wenn es so klingt, als würde der Tropfen auf einer heißen Herdplatte verdampfen, dann ist Ihr Ghee fertig.

Durch ein sauberes Leinen- oder Baumwolltuch, einen Teefilter aus Papier oder ein Haarsieb seihen, in ein sauberes Glas füllen, sofort verschließen und immer am gleichen Platz stehenlassen.

BEWAHREN SIE Ghee nicht im Kühlschrank auf, und füllen Sie es für den täglichen Gebrauch in kleinere Gläser ab

Dhals

Dhals nimmt man in kleiner Menge, etwa 1–3 EL, als Beilage, beispielsweise zu Reis- und Gemüsegerichten. Für ihre Bekömmlichkeit müssen Dhals gut durchgekocht sein.

Gelber Mung-Dhal

1 EL Ghee
je 1 TL schwarze Senfkörner, Kreuzkümmelsamen, frisch geriebener Ingwer, Kurkuma
1/2 TL gemahlener Ingwer
1 Prise schwarzer Pfeffer
1/4 TL Asaföetida
300 g gelbe Mungbohnen
1 TL Salz

SIE KÖNNEN Dhals auch flüssiger, fast wie Suppe, oder breiig zubereiten

Ghee erhitzen und die angegebenen Gewürze darin anrösten. Asaföetida zugeben und die in Wasser eingeweichten Mungbohnen unter Rühren kurz mitrösten. Mit heißem Wasser aufgießen, so daß die Bohnen knapp bedeckt sind, etwa 20 Minuten gar kochen und mit Salz abschmecken.

Menüvorschlag

(Alle Rezepte sind für
4 Personen)

Ingwercocktail
je 1 TL frisch geriebener Ingwer, Zitronensaft, Honig
1 kleine Prise Steinsalz oder Salz
Ingwer mit einer Knoblauchpresse auspressen und mit den restlichen Zutaten verrühren.

Apfel-Rohkostsalat
150 g Radieschen
200 g Knollenfenchel oder
300 g Chicorée
Saft von 1/2–1 Zitrone
350 g säuerliche Äpfel
1 TL Pflanzenöl
Saft und Schale von 1 Orange
je 1 Prise Sternanis, Nelken
1 EL flüssiger Honig
etwas schwarzer Pfeffer
Salz
Fenchelkraut oder Minzblätter
Gemüse in feine Stifte schneiden, mit Zitronensaft beträufeln. Äpfel vierteln, entkernen und in feine Scheiben schneiden. Mit dem Gemüse vermengen. Die restlichen Zutaten zu einer Marinade verrühren und mit der Rohkost vermischen. Mit Fenchelkraut oder Minzblättern garnieren.

Feine Kürbiscremesuppe
2 EL Ghee
je 1/4 TL Senfkörner, gemahlener Kreuzkümmel, Kurkuma
je 1 Prise schwarzer Pfeffer, Zimt, Ingwerpulver, Asaföetida, Muskat
2 Nelken
1/4 TL gemahlener Koriander
1 kleiner Kürbis
2 kleine Karotten
1/4 Knollensellerie
1–2 Süßkartoffeln
Salz
50 g Sahne
1 Prise Vollrohrzucker
1 EL frische, feingehackte Petersilie
Ghee erhitzen und Senfkörner dazugeben. Wenn sie springen, alle Gewürze (außer Muskat) hinzufügen. Nach 10 Sekunden das kleingewürfelte Gemüse dazugeben (1/4 Tasse Kürbiswürfel beiseite stellen) und 5 Minuten unter Rühren anschwitzen. Mit 1 l Wasser auffüllen, salzen und leicht kochen, bis das Gemüse

weich ist. Pürieren, Muskat und Kürbiswürfel dazugeben. 10 Minuten leicht köcheln lassen, mit Sahne und Zucker abschmecken. Mit Petersilie garnieren.

Basmatireis

Reis unter fließendem kaltem Wasser waschen, bis das Wasser klar bleibt und die milchig färbenden Stärkeanteile und Verunreinigungen entfernt sind. In mildem Salzwasser bis zu 30 Minuten einweichen, das Wasser abgießen und den Reis in einem Sieb abtropfen lassen.

Wasser und Salz zum Kochen bringen und den Reis hineingeben (Reis : Wasser 1 : 2, also 1 Tasse Reis auf 2 Tassen Wasser. Einmal kurz umrühren, aufwallen lassen und bei kleinster Hitze etwa 15–20 Minuten garen lassen.

Spargel-Zucchini-Gemüse mit Basilikumsoße

1 kg weißer Spargel
2–3 Zucchini
250 g Sahne
1 Bund frisches Basilikum
je 1 Prise Muskat, schwarzer Pfeffer
Salz

Spargel waschen, schälen und halbieren. Zucchini waschen und in kleine Würfel schneiden, beides in Salzwasser dünsten. Für die Soße Basilikum, Sahne und Gewürze in einem Mixer cremig schlagen. Bevor der Spargel weich ist, zum Gemüse geben, mit Salz abschmecken und etwa 10 Minuten köcheln lassen.

Auberginen-Tomaten-Püree

1 kg Auberginen
1 EL Ghee
500 g Tomaten
1 TL Rosmarin
1/2 TL Thymian
je 1/4 TL schwarzer Pfeffer, Asaföetida, Ingwer, Paprika
1 vegetarischer Brühwürfel
1 TL Rohrzucker
Salz nach Belieben

Auberginen schälen und in feine Streifen schneiden. Ghee erhitzen, die Auberginen kurz darin anbraten. Die geschälten und entkernten Tomaten sowie die Gewürze dazugeben, etwa 1/2 Stunde bei mittlerer Hitze garen lassen und zum Abschluß mit Salz abschmecken.

Gartenkresse-Gemüseeintopf

1 gewürfelte Zucchini
2 gewürfelte Karotten
1 Mangoldblatt, in feine Streifen geschnitten
1 geschälte und entkernte Tomate
6 EL Polentagrieß
2 TL frischer, gehackter Ingwer

BASMATIREIS KÖNNEN SIE **durch Gewürze geschmacklich und farblich vielfältig abwandeln, passend zu jedem Gericht und zu jeder Gelegenheit**

CHUTNEYS haben beinahe Gewürzcharakter. Sie sollten deshalb nur 1–2 EL zum Essen geben

PURIS GEHEN BESONDERS schön auf, wenn sie mit einer Gabel untergetaucht werden. Sie sollen hauchdünn und knusprig sein

$^1/_2$ TL Bockshornkleeblätter
1 Lorbeerblatt
$^1/_4$ TL Zimt
1 TL Pitta-Gewürz
Salz, Pfeffer
1 EL feingehackte Petersilie
$^1/_2$ Schachtel Gartenkresse
Gemüse in 6–8 Tassen kochendes Wasser geben. Polenta, Ingwer, Lorbeerblatt, Bockshornkleeblätter und Zimt hinzufügen. Hitze reduzieren und das Gemüse ziehen lassen, bis es gar ist. Mit den restlichen Gewürzen abrunden. In vorgewärmte Suppenteller füllen und mit frischer Petersilie und Gartenkresse bestreuen.

Puris
je 100 g Weizenvollkorn- und weißes Mehl
$^1/_2$ TL Salz
1 Prise Weinsteinpulver
Pflanzenfett
Mehl mit Salz vermengen und so lange warmes Wasser dazugeben, bis ein elastischer Teig entsteht. Den Teig mit einem feuchten Tuch bedecken und etwa 30 Minuten ruhen lassen. Walnußgroße Bällchen formen und zu dünnen Fladen ausrollen. In einer Friteuse oder in einer Pfanne in heißem Fett schwimmend nacheinander herausbacken.

Aprikosen-Chutney
1 EL Ghee
1 TL frischer Ingwer
je 1 Prise Zimt, Sternanis, Nelken, Chili oder Currymischung
100 g getrocknete Aprikosen
$^3/_4$ EL brauner Zucker
1 Apfel, geschält und entkernt
1 Banane
Ghee erhitzen und kleingehackten Ingwer kurz anrösten, dann die restlichen Gewürze dazugeben. Gewürfelte Aprikosen und Zucker hinzufügen und etwa 5 Minuten dünsten. Topf vom Herd nehmen und das kleingeschnittene Obst unterheben.

Feigen-Sahne-Dessert
etwa 10 getrocknete Feigen
1 EL Honig
250 g Sahne
Feigen waschen, Stengel entfernen, etwas zerkleinern und in einen Mixer geben. Honig und Sahne dazugeben, cremig mixen und servieren.

Beschwerden von Kopf bis Fuß

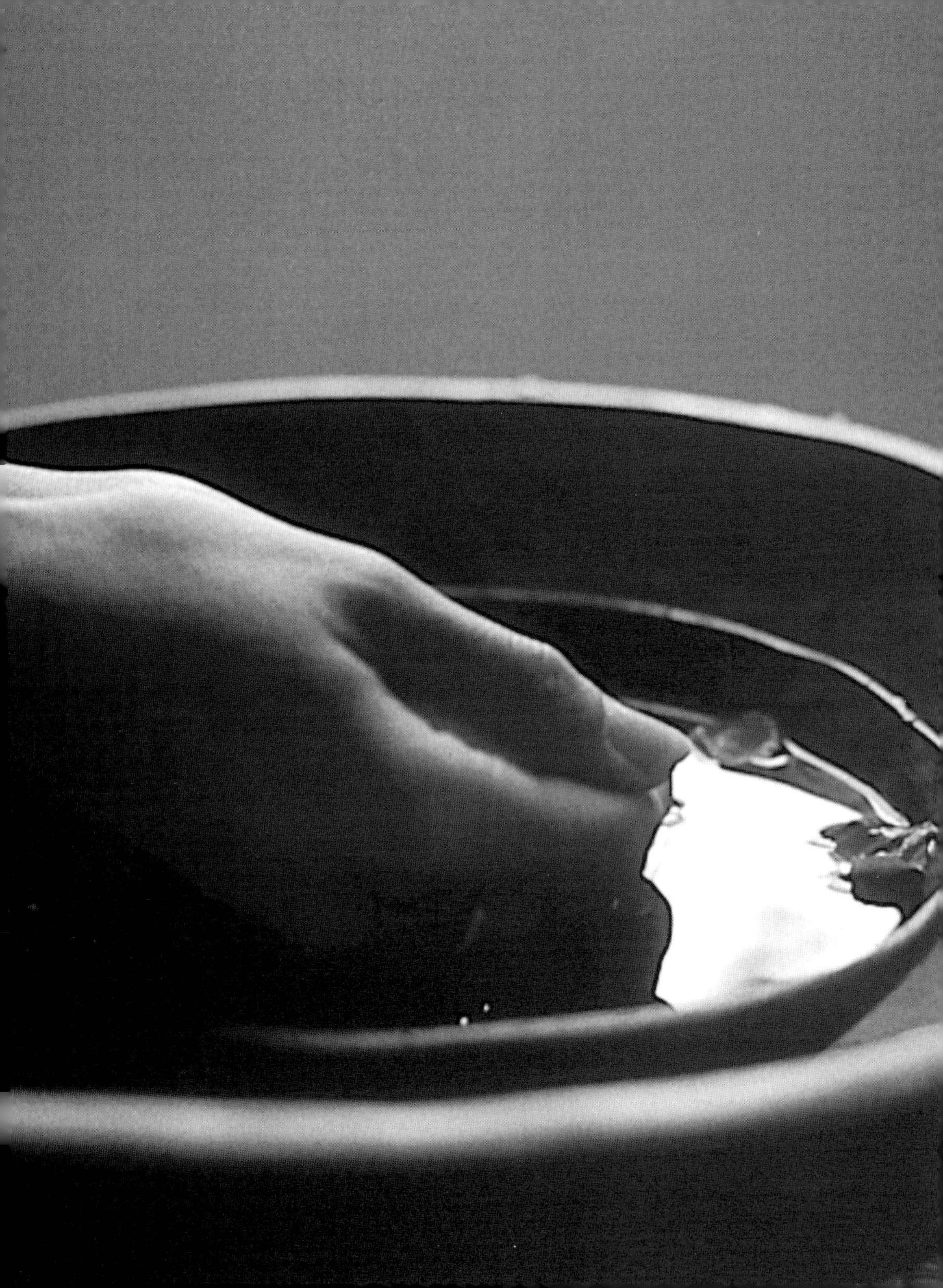

Methoden zur Selbsthilfe

Die folgenden Behandlungen können Sie jederzeit und mit wenig Aufwand bei sich selbst oder Ihrer Familie anwenden. Sie werden feststellen, daß Sie bei den verschiedenen Anwendungen oft nur in Ihr Gewürzregal zu greifen und pflanzliche Öle oder auch nur Nahrungsmittel zu verwenden brauchen. Für die in diesem Kapitel beschriebenen Krankheiten gibt es auch ayurvedische Pflanzenpräparate, die Ihnen ein in Maharishi Ayur-Ved ausgebildeter Arzt verordnen sollte. Bei vielen Beschwerdebildern empfehlenswert sind Yoga-Übungen (S. 29 f.) und die Entspannungstechnik Transzendentale Meditation (S. 35).
Sollten sich Ihre Beschwerden mit den angegebenen Mitteln und Anwendungen nicht bessern, suchen Sie bitte einen in Maharishi Ayur-Ved geschulten Arzt auf, um mit ihm eine individuelle Therapie zu planen.

Ayurvedischer »Fahrplan« zur Gesundheit

Ernährung
Wichtig sind regelmäßige, leichtverdauliche und ausgewogene Mahlzeiten. Berücksichtigen Sie dabei die »Ayurvedischen Essensregeln« (S. 52 f.). Balancieren Sie Ihre Doshas durch die passenden Nahrungsmittel (S. 53 ff.), und stärken Sie Ihr Verdauungsfeuer durch spezielle Gewürzzubereitungen (S. 89).

Heißwasser-Trinkkur
Auch sie hat einen besonderen Stellenwert bei der Behandlung vieler Erkrankungen (S. 57).

Ayurvedische Tagesroutine und biologische Rhythmen
Versuchen Sie, im Einklang mit Ihrer inneren Uhr und den natürlichen Rhythmen zu leben (S. 109 ff.).

Schlaf
ausreichend und zur richtigen Zeit (S. 93ff.).

Kopfbereich

Kopfschmerzen und Migräne

GANDHARVA-Ved-Musik ist auf CD und auf Kassetten im Handel erhältlich (S. 126)

Gandharva-Ved-Musik
Für Menschen, die unter Spannungskopfschmerzen und Migräne leiden, ist Gandharva-Ved-Musik, rechtzeitig angewendet, ein wohltuendes Heilmittel. Bei vielen Kopfschmerz- und Migränepatienten regen die sanften Melodien blockierte Nervenenergien wieder zum Fließen an und besänftigen so den Schmerz.
Wenn Sie spüren, daß sich Kopfschmerzen einstellen, dann nehmen Sie sich einige Augenblicke Zeit für sich: Lockern Sie vorsichtig Ihre Nacken- und Schultermuskulatur, und legen Sie sich ein angenehm feuchtheißes Tuch in den Nacken. Setzen Sie sich dann bequem in einen Stuhl, entspannen Sie sich und lauschen Sie bei geschlossenen Augen dem stillen Fluß der Melodien. Wenn Sie sich zum Musikhören lieber hinlegen, achten Sie darauf, den Oberkörper etwas erhöht zu lagern, so vermindern Sie Blutfülle im Kopf, die oft bei Migräne auftritt. Fällt Ihnen nach einiger Zeit auf, daß der Luftstrom einer Ihrer Nasenöffnungen gegenüber der anderen vermindert ist, dann legen Sie sich auf die andere Körperseite. Kurz darauf spüren Sie, wie sich die zuerst verstopfte Nasenseite mehr und mehr öffnet und sich Ihre Nerven beruhigen.

DIE HEILMITTEL und Präparate erhalten Sie, wenn nicht anders angegeben, in Apotheken. Ansonsten können Sie diese selbst oder über Ihren Apotheker bei den auf Seite 125f. genannten Adressen bestellen.

SPANNUNGSKOPFSCHMERzen sind eine typische Vata-Störung. Zur langfristigen Heilung sollten Sie deshalb alles tun, um dieses Dosha wieder ins Gleichgewicht zu bringen

Spannungskopfschmerzen
Bei Menschen, die angestrengt arbeiten oder viel Kopfarbeit leisten und keine Zeit zum Abschalten finden, entwickeln sich Verspannungen der Nacken- und Kopfmuskeln. Dies kann zu Blockaden der kleinen Wirbelgelenke in der Halswirbelsäule und so zu Spannungskopfschmerzen führen. Werden Sie sich der Ursachen bewußt, denn so können Sie diesen krankmachenden Kreislauf unterbrechen. Legen Sie

während Ihrer Arbeit öfter eine (Vata-Tee-)Pause ein, lockern Sie Ihren Nacken- und Schultergürtel oder führen Sie ein bis zwei Durchgänge von Suryanamaskar, dem Sonnengruß (S. 31), durch. Das löst Verkrampfungen und beugt Nacken- und Kopfschmerzen vor.

Migräne

Die Migräne gilt im Ayurveda als eine Erkrankung, bei der Vata und Pitta aus dem Gleichgewicht geraten sind. Zugleich zirkulieren Stoffwechselgifte im Körper, die im zentralen Nervensystem die typischen Schmerzattacken mitverursachen. Als verursachend nimmt man Streß, Überarbeitung, Erschöpfung, Schwankungen im Hormonspiegel oder familiäre Veranlagung an.

Psychisch bedingte Kopfschmerzen

Typisch für Patienten mit psychisch bedingten Kopfschmerzen sind starke Selbstbeherrschung, die Angst, loszulassen und eine depressive Grundstimmung. Hier hilft meditative Entspannung, Gandharva-Ved-Musik und ein klärendes ärztliches Gespräch, um die Beschwerden zu lindern oder zu heilen.

Setzen Sie die folgenden Maßnahmen schon bei Beginn Ihrer Kopfschmerzen oder Migräne ein, denn dann sind sie am wirkungsvollsten. Sie können damit häufig den Teufelskreis von Muskelverspannung, Freisetzung von entzündungsfördernden Stoffen und Schmerz unterbrechen.

Prana Yama

Die Atemübung wirkt über die Nasenatmung beruhigend auf das Nervensystem ein (S. 34).

Nacken- und Stirnmuskeln entspannen

Nacken- und Stirnmuskeln sind Schlüsselstellen bei Kopfschmerzen und Migräne. Nehmen Sie eine feuchtwarme Kompresse, und geben Sie auf diese einige Tropfen des ayurvedischen Minzöls. Sie können das Öl auch direkt an den Schläfen einreiben. Schmerzberuhigend und kühlend sind auch Sandelholzöl oder Ghee, im Bereich der Schläfen einmassiert.

Nackenmassagen

Vor allem bei Spannungskopfschmerzen empfiehlt sich die sanfte Massage des Nackenbereichs mit Sesamöl oder einem anderen Massageöl. Besonders wirksam ist auch das ayurvedi-

AYURVEDISCHE PRÄPArate, die Sie sich ärztlich verordnen lassen sollten, können die Häufigkeit und Stärke der Migräneanfälle deutlich vermindern und in vielen Fällen heilen

MIGRÄNE UND KOPFSCHMERZEN KÜNDIgen sich oft durch aufsteigende Hitze in den Kopf und kalte Füße an. Durch eine Wärmflasche an den Füßen oder ein warmes Fußbad können Sie eine sofortige Linderung erreichen und vielleicht sogar den Anfall unterbrechen

sche Nervenöl. Zum Abschluß der Massage legen Sie zur Beruhigung und zum Ausleiten von Giften aus dem Körper eine feuchtwarme Kompresse auf die behandelte Stelle. Eine vorsichtige manuelle Behandlung der Halswirbelsäule durch einen darin geschulten Arzt kann oft eine rasche Linderung der Spannungskopfschmerzen bewirken. Allerdings kehren die Beschwerden wieder, wenn die eigentlichen Ursachen nicht beseitigt werden.

Mandelöl

Reiben Sie 1–2 Tropfen Mandelöl in jede Ihrer Nasenöffnungen ein: Sie werden sofort die beruhigende Wirkung spüren. Den besten Effekt erzielen Sie, wenn Sie das Mandelöl zuvor kurzzeitig erwärmen, damit der Wasseranteil verdampft, und es dann auf Körpertemperatur abgekühlt einreiben. Sollte sich Ihr Kopf heiß anfühlen, liegt es daran, daß Ihre Kopfschmerzen von Pitta beeinflußt sind. In diesem Fall sollten Sie statt des Mandelöls Ghee in die Nasenöffnungen reiben, denn Ghee wirkt beruhigend und kühlend.

Vata-Öl

Träufeln Sie vom Vata-Aromaöl einige Tropfen auf ein Taschentuch, und atmen Sie mehrmals den Duft ein.

Tips zur langfristigen Heilung von Kopfschmerzen und Migräne

- Lernen Sie, mit den Rhythmen der Natur zu leben, und beachten Sie die Empfehlungen auf Seite 112ff.
- Wenn Sie im Zusammenhang mit den Kopfschmerzen an Verdauungsstörungen und Verstopfung leiden, behandeln Sie diese, wie auf Seite 89f. beschrieben.
- Versuchen Sie mit der Zeit, den Genuß von Nikotin, Alkohol, Kaffee und schwarzem Tee auf ein Minimum zu reduzieren, und ernähren Sie sich einfach und natürlich.
- Wirksame Programme zur Streßbewältigung sind Transzendentale Meditation (S. 35), Yoga (S. 29) und das Prana Yama (S. 34). Hören Sie regelmäßig Gandharva-Ved-Musik (S. 66), die Sie zurück zu Ihrem inneren Rhythmus führt.
- Unterdrücken Sie nicht natürliche Bedürfnisse wie Stuhlgang oder Harndrang, und achten Sie auf Ihr Hunger- und Durstgefühl.
- Richten Sie Ihren Tag so ein, daß Sie regelmäßige Ruhe- und Arbeitsphasen haben, und betrei-

ben Sie leichten Sport, der Ihnen Spaß macht.

Erkrankungen im Mundraum

Der Mund mit Zähnen, Zunge, Speichelflüssigkeit, Zahnfleisch, Rachenring und Mandeln gilt im Ayurveda als Spiegel der Gesundheit.

Zahnfleischentzündung

Ursachen für die häufig auftretenden Entzündungen des Zahnfleischs ist neben mangelhafter Zahnpflege auch Zahnbelag. Nikotin, häufiger Genuß von Kaffee oder schwarzem Tee und überstehende Zahnkronen oder -füllungen können ebenso Zahnfleischentzündungen hervorrufen. Daneben gehören falsche Ernährung, schwache Abwehrkräfte und verschiedene chronische Erkrankungen zu den Auslösern.

Senföl

Mischen Sie Speisesenföl mit abgekochtem und dann etwas abgekühltem Wasser im Verhältnis 1:1, geben 1 Prise Salz dazu und spülen damit die Mundhöhle täglich 10–20 Minuten aus.

Gandhusa

Integrieren Sie in Ihre Morgentoilette eine zwei- bis dreiminütige Mundspülung mit gereiftem Sesamöl (S. 25 f.).

Zahnschmerzen

Zahnschmerzen können viele Ursachen haben und müssen zunächst vom Zahnarzt untersucht werden. Ist der Grund Ihrer Beschwerden abgeklärt, können Sie mit den folgenden Therapiemaßnahmen die Linderung Ihrer Beschwerden wirkungsvoll unterstützen.

Nach Zugluft

Bestrahlen Sie Ihr Gesicht mehrmals täglich mit einer Rotlichtlampe, und legen Sie zum Warmhalten ein Woll- oder Seidentuch um.
Trinken Sie mehrmals am Tag eine Tasse Vata-Tee und regelmäßig einige Schlucke heißes Wasser (S. 57 f.). Sehr wohltuend gegen die Schmerzen ist die Einreibung der schmerzenden Gesichtshälfte mit 1–2 Tropfen ayurvedischem Minzöl auf 1/2 TL Sesamöl.

Bei Kiefernhöhlenentzündung

Rotlichtbestrahlungen, mehrmals täglich für 5–10 Minuten, tun meist sehr gut. Inhalieren Sie zudem mit 5–6 Tropfen ayurvedischem Minzöl in einem Kopfdampfbad (S. 76) Reiben Sie

BESONDERS WICHTIG ZUR Vorbeugung und Behandlung von Parodontose ist es, daß Sie Streß abbauen, ausreichend schlafen, regelmäßig essen und auf einen geordneten Tagesablauf (S. 110 ff.) achten

außerdem sechs- bis achtmal am Tag 1–2 Tropfen ayurvedisches Nasenreflexöl in den Nasenvorhof ein, und beachten Sie die Empfehlungen zur Behandlung von Nebenhöhlenentzündungen (S. 77).

Bei »echten« Zahnerkrankungen
Um die Schmerzen bis zur Zahnbehandlung zu lindern, reiben Sie mehrmals das Zahnfleisch über dem betroffenen Zahn mit einem Tropfen ayurvedischem Minzöl ein.
Oder Sie bringen ein Nelkenstückchen zwischen Wange und Zahnfleisch und lassen dort die schmerzstillenden Stoffe der Nelke wirken. Statt dem Nelkenstück können Sie auch Nelkenöl verwenden. Tauchen Sie eine Wattekugel hinein, und legen Sie sie an die schmerzende Stelle.

Parodontose

Bei dieser sehr häufigen Zahnfleischerkrankung zieht sich das Zahnfleisch zurück, und die Zahnhälse werden frei.
Stärken Sie Ihre Verdauungskraft, und beseitigen Sie auch Stoffwechselschlacken und -gifte, denn Krankheiten des Mundraums hängen eng mit Ama zusammen.

Gandhusa
Eine regelmäßige Mundspülung beruhigt die Entzündung und wirkt reinigend (S. 27 f.).

Zahnfleischmassagen
Massieren Sie Ihr Zahnfleisch mit Sesamöl.

Kavala
Das Kavala ist eine weitere Ölbehandlung der Mundhöhle. Nehmen Sie so viel gereiftes Sesamöl in den Mund, daß er vollkommen gefüllt und die Wangen aufgeblasen sind. Das Öl behalten Sie dann so lange im Mund, bis die Augen leicht zu tränen beginnen. Dies ist in der Regel nach 5–10 Minuten der Fall, kann aber individuell variieren.

WENN SIE AN AUSGEprägter Parodontitis oder chronischer Zahnfleischentzündung leiden, sollten Sie Ihre Lebenssituation umfassend verändern und versuchen, Ihren allgemeinen Gesundheitszustand zu verbessern. Besonders geeignet dazu sind die Anwendungen des Pancha Karma (S. 23 ff.).

Karies

Ayurveda sieht eine Ursache von Karies in zuviel Ama, das vor allem durch mangelnde Mundhygiene, Nahrungsreste zwischen den Zähnen und ungesunde und einseitige Ernährung entsteht und zu Ablagerungen und Zahnstein führt. Das schwächt die Schutzfaktoren im Mund und bildet so den Nährboden für die Erreger. Eine weitere Ursache für die Entstehung von Karies ist Streß, also negative Vata-Einflüsse.

Mundhygiene
Reinigen Sie Ihre Zähne nach jeder Mahlzeit, und lassen Sie sich, wenn nötig, in regelmäßigen Abständen Zahnstein und andere Ablagerungen vom Zahnarzt entfernen.

Streß abbauen
Die Zahngesundheit ist stets auch Ausdruck der Gesamtverfassung. Streßfaktoren abzubauen und Vata ins Gleichgewicht zu bringen, sind deshalb langfristig wichtige Maßnahmen, um Karies vorzubeugen. Sehr gute Hilfen, um mit psychischen Belastungen besser zurechtzukommen, sind die Empfehlungen für einen geordneten Tagesablauf (S. 110 ff.) sowie regelmäßige Meditation (S. 35) oder Yoga (S. 29).

Speichel stimulieren
Zur Stimulierung des Speichelflusses und zum Schutz vor Karieserregern sollten Sie stets ausreichend Flüssigkeit, wie etwa heißes Wasser (S. 57 f.), zu sich nehmen.

Ohrenschmerzen

Auch Ohrenschmerzen können viele verschiedene Ursachen haben und müssen daher ebenso wie Zahnschmerzen zunächst vom Arzt untersucht und behandelt werden.

Nach Zugluft und Kälte
Bestrahlen Sie mit Rotlicht, oder legen Sie einen Woll- oder Seidenschal um. Mischen Sie den Preßsaft eines kleinen Knoblauchstückchens mit 1 TL Sesam- oder Mandelöl, erwärmen dies und bringen seitlich liegend 2–4 Tropfen in das schmerzende Ohr ein. Danach sollten Sie einige Zeit ruhen.

Bei einer Mittelohrentzündung
Zur Schmerzlinderung bis zur erforderlichen ärztlichen Behandlung halten Sie sich warm und gönnen sich viel Ruhe. Es emp-

BEI KINDERN NUR GANZ wenig Nasenreflexöl einreiben; wenn ein leichtes Brennen auftritt, mit etwas Sesamöl 1:2 oder 1:10 verdünnen. Säuglingen soll es noch nicht verabreicht werden

fiehlt sich warmes Knoblauch-Sesam-Öl, wie oben beschrieben, oder auch ein Zwiebelwickel. Hacken Sie eine Zwiebel klein, füllen Sie die Stückchen in ein Taschentuch, das Sie zu einem Säckchen zusammenbinden, und legen Sie dieses in Seitenlage auf das schmerzende Ohr.
Zum Lösen des Nasensekrets trinken Sie schluckweise heißes Wasser und Anistee, aus ganzen Anissamen gekocht. Zusätzlich reiben Sie in jedes Nasenloch ayurvedisches Nasenreflexöl ein.

Kurz- und Weitsichtigkeit

Die wichtigste Voraussetzung zur Verbesserung Ihrer Sehkraft ist, daß Sie sich täglich ein wenig Zeit für Ihre Augen nehmen.

FEHLSICHTIGKEIT KANN auch andere Ursachen haben als einfache Kurz- oder Weitsichtigkeit. Lassen Sie sich daher im Zweifelsfall bitte von einem Facharzt untersuchen.

Urlaub für die Augen

Augen brauchen Sonne, Luft und Licht. Ständiger Aufenthalt in geschlossenen Räumen, aber auch Überanstrengung durch Lesen, Schreiben oder Arbeiten am Computer können die Sehkraft schwächen. Gönnen Sie Ihren Augen deshalb mehrmals täglich etwas Zeit zur Erholung: ab und an ein Blick in die Ferne oder beim Spazierengehen ein Blick nach oben in einen bewölkten oder strahlend blauen Himmel. Dies führt Ihren Augen nährendes Licht zu und steigert die Vitalität des Sehsinns.

Mandelöl oder Ghee

Zur Beruhigung angestrengter Augen, etwa nach langem Arbeiten am Computer, und zur Stärkung der Sehkraft träufeln Sie täglich vor dem Schlafengehen einen Tropfen süßes, reines Mandelöl in beide Augen. Sind Ihre Augen gerötet und etwas entzündet, verwenden Sie Ghee, das kühlender und entspannender ist als Mandelöl.

Agni stärken

Das Auge und der Sehsinn werden nach ayurvedischer Auffassung von dem Element Feuer bestimmt. Ein gesundes Verdauungsfeuer, Agni, ist daher wesentlich an der Aufrechterhaltung der Sehkraft beteiligt. Bringen Sie deshalb, wenn nötig, Ihr Verdauungssystem wieder in Ordnung (S. 88 ff.), und stärken Sie es mit Gewürzmischungen und Kräutern.

Noch ein Tip: Essen Sie, wenn möglich, mit den Händen. Die Hände nehmen die Energie der Speisen – prana – auf, bereiten das Verdauungssystem auf seine Aufgabe vor und stärken so Agni. Nach der Mahlzeit reinigen Sie die Finger mit reinem Wasser und streichen anschließend mit dem Mittel- und Zeigefinger über die geschlossenen Augenlider. Durch die sanfte Massage stellt sich kurz darauf und bei regelmäßiger Durchführung ein stärkendes Gefühl und eine Besserung der Sehkraft ein.

Nasya

Eine der wirkungsvollsten Therapien für Erkrankungen im Kopfbereich, aber auch bei Sehstörungen ist das Nasya (S. 25).

Bindehautentzündung

Typische Anzeichen sind Augenbrennen, -jucken und gerötete Augäpfel, verursacht durch Zugluft oder Überanstrengung der Augen. Bei Menschen, die unter Heuschnupfen leiden, tritt sie häufig als allergische Reaktion auf den Pollenflug auf. Bindehautentzündungen können auch durch Fehlsichtigkeit verursacht sein, bei der die Augen ständig überanstrengt sind.

Ghee

Angenehm kühlend und neutralisierend wirkt Ghee, von dem Sie jeweils einen Tropfen in den inneren Augenwinkel einbringen und anschließend etwas davon auf Ihre Augenlider streichen. Statt Ghee können Sie auch Aloevera-Gel – allerdings nur auf den Augenlidern – verwenden.

Allergische Bindehautentzündung

Einer allergisch verursachten Reizung der Bindehäute liegt eine Ama-Störung zugrunde. Deshalb sollten Sie die Empfehlungen zur Reduktion von Ama (S. 56 f.) beachten. Nicht nur zur Behandlung, sondern auch zur Vorbeugung ist die regelmäßige Einnahme von Amrit Kalash (S. 38) sehr wirkungsvoll, denn es stärkt das Immunsystem.

LASSEN SIE die Ursache Ihrer geröteten und brennenden Augen zunächst vom Augenarzt abklären

PRAKTISCH FÜR UNTERwegs wenn Sie eine rauhe Stimme haben: Kauen Sie ein Stück Süßholzwurzel, bis das trockene Gefühl im Mund und die Reizung verschwunden ist

ZUR STÄRKUNG DER körpereigenen Abwehrkräfte ist es unabdingbar, die drei Doshas wieder in ein ausgewogenes Gleichgewicht zu bringen

Rauhe Stimme

Wenn Sie beruflich viel und lange sprechen müssen oder auch singen, werden Ihnen diese kleineren, aber doch unangenehmen Beschwerden bestens bekannt sein: Der gesamte Mundraum ist trocken, die Zunge angespannt und die Stimmbänder sind gereizt und ausgetrocknet.

Süßholz
Sehr wohltuend ist eine Inhalation mit einer Abkochung aus je 1 EL gemahlener Süßholzwurzel, Kamillenblüten, Fenchelsamen und Thymian.
Ebenfalls gut eignet sich die reine Süßholzabkochung: 1 TL gemahlene Süßholzwurzel in 100 ml Wasser auf 25 ml herunterkochen und zwei- bis dreimal täglich frisch zubereitet trinken.

Warmes Sesamöl
Wirkungsvoll bei rauher Stimme ist ein Halswickel: Dazu reiben Sie den Hals von unten nach oben sanft mit warmem, gereiftem Sesamöl (S. 25 f.) ein, dem Sie auch 2–4 Tropfen ayurvedisches Minzöl zugeben können. Danach machen Sie einen feuchtheißen, angenehm temperierten Umschlag mit einem weichen Handtuch. Einige Zeit wirken lassen, abtrocknen und ein paar Minuten nachruhen.

Hals, Nase und Ohren

Infektionsanfälligkeit – Abwehrschwäche

Nach ayurvedischer Auffassung ist ein gesundes Abwehrsystem die Folge geistiger Ausgewogenheit, gesunder Verdauungskraft, ungestörter Bildung von Ojas und gesunden Körpergeweben, besonders jener, die an der Bildung von Abwehrzellen unmittelbar beteiligt sind. Das komplexe Regelsystem der drei Doshas steuert all diese Funktionen. Da die Subdoshas grundlegende geistig-körperliche Regelprinzipien sind, ist eine Behandlung, die hier ansetzt, äußerst erfolgreich.

Fieberhafter Infekt

Fieber ist eine sinnvolle Reaktion unseres Körpers, die dazu dient, Krankheitserreger zu vernichten und Giftstoffe über den Stoffwechsel zu verbrennen und auszuscheiden. Sie sollten deshalb Fieber nicht unnatürlich bekämpfen, sondern Ihren Körper durch geeignete Anwendungen und Heilmittel sinnvoll unterstützen. Bei Fieberkrämpfen allerdings müssen fiebersenkende Medikamente eingesetzt werden. Die nachstehenden Therapiemaßnahmen für Erkältungskrankheiten können Sie dagegen in jedem Fall durchführen, auch wenn Ihnen Ihr Arzt zusätzliche Medikamente verordnet hat.

Einiges vorweg zum Essen…
Grundsätzlich gilt, daß Sie dem Körper keine schweren und belastenden Speisen zumuten sollten. Wenn kein Hunger oder Appetit vorhanden ist, dann nehmen Sie nur warme Getränke oder flüssige Nahrung zu sich, wie Suppen mit leicht gewürztem Gemüse. Am besten ist eine dünne Reissuppe. Sie kühlt, löscht den Durst und leitet die Giftstoffe aus dem Körper. Ansonsten können Sie kühlendes Gemüse wie Gurken, Kürbis, Spinat essen und Getreide wie Gerste und dünnen Dhal (S. 59).
Vermeiden Sie unbedingt tierisches Eiweiß, also Fleisch, Wurst, aber auch Käse und Sauermilchprodukte. Diese Nahrungsmittel fördern die Bildung von Giftstoffen im Körper. Essen Sie bei Fieber auch keinen Honig, dessen Eigenschaften sich nach Ansicht des Ayurveda auch bei hohen Körpertemperaturen ungünstig verändern.

Gewürzabkochung
Geben Sie je 1 TL Ingwerpulver, Kreuzkümmel und Koriander in Pulver- oder Samenform in 200 ml Wasser, das Sie auf etwa 50 ml herunterkochen. Anschließend seihen Sie die Gewürzmischung ab und trinken diese in kleinen Schlucken zwei- bis dreimal täglich frisch zubereitet. Oder Sie trinken eine Hälfte abends und den Rest am nächsten Morgen.
Kindern schmeckt das scharfwürzige Getränk besser, wenn Sie es mit etwas Süßholzwurzel süßen, die Sie nach dem Abkochen zugeben und etwas ziehen lassen. Alternativ können Sie auch Vollrohrzucker verwenden.

Warme Getränke
Trinken Sie viel heiße Getränke, die die Körpertemperatur senken, indem sie das gesundheitsfördernde Schwitzen unterstützen und den Körper von Krankheitserregern und Giftstoffen befreien. Dazu eignet sich besonders heißes Wasser (S. 57 f.), das Sie in kleinen Schlucken trinken. Sie können dem Wasser auch 2–4 Tropfen ayurvedisches Minzöl zufügen. Das befreit die Nase, erleichtert das Atmen, belebt und stärkt die Selbstheilungskräfte und die Verdauung.

DIE GEWÜRZ-ABKOCHUNG eignet sich auch hervorragend zur Vorbeugung und bei Beginn einer Erkältung. Trinken Sie dann umgehend eine Tasse, zubereitet wie oben beschrieben, und legen Sie sich ins Bett

BEI EMPFINDLICHEM Magen, Magengeschwüren oder -entzündungen sollten Sie vorsichtig mit Tri-Katu sein und unter Umständen darauf verzichten

BEI SEHR HOHEM FIEBER sollten Sie auf ein Kopfdampfbad verzichten, da es unter Umständen zu erwärmend wirkt. Warten Sie ab, bis das akute Fieber abgeklungen ist

Dreifache Schärfe – Tri-Katu

Geben Sie je 1/2 TL Ingwerpulver, schwarzen Pfeffer und Langkornpfeffer in eine große Tasse mit heißem Wasser und trinken diese in kleinen Schlucken aus. Tri-Katu erwärmt bei Frösteln und nimmt die Schwere und Dumpfheit, die das Fieber verursacht. Vorsicht: sehr scharf!

Ajuwan-Tee

1 TL Ajuwan-Samen mit 1 Tasse heißem Wasser überbrühen, 5 Minuten ziehen lassen und mehrmals täglich eine Tasse trinken. Der milde Tee belebt, wirkt schweißtreibend und reinigt von innen.

Korianderaufguß

Geben Sie 1–2 TL Korianderpulver in ein Glas Wasser und lassen es über Nacht stehen. Am nächsten Morgen rühren Sie die Mischung um, gießen sie durch ein Sieb und trinken dies.

Pitta-Tee

Zum Abmildern der Fieberhitze eignet sich Pitta-Tee, von dem Sie mehrmals täglich eine Tasse trinken.

Brusteinreibung

Eine Brusteinreibung mit gereiftem Sesamöl (S. 25 f.) löst den Schleim bei Husten, Bronchitis und Asthma. Sesamöl empfiehlt sich, wenn Sie unterkühlt sind und im Fieber stark frösteln.

Kopfdampfbad

Ein Topf mit heißem Wasser dient als Dampfquelle. Bedecken Sie Ihren Kopf mit einem Handtuch, und beugen Sie ihn über den Dampf. Die Dampftemperatur können Sie durch seitliches »Lüften« des Handtuchs regulieren. Sie sollte angenehm warm und wohltuend, also nicht übertrieben heiß sein. Binden Sie sich zuvor ein feuchtes Tuch um die Augen, um diese vor zu starker Wärmeeinwirkung zu schützen. Verwenden Sie für die Inhalation alternativ 5–10 Tropfen Eukalyptusöl, dieselbe Menge ayurvedisches Minzöl oder eine Abkochung aus Lavendelblüten, Thymiankraut und Kamillenblüten: Geben Sie dazu eine Handvoll Kräuter zu gleichen Teilen gemischt in einen Topf mit heißem Wasser und kochen es auf die Hälfte herunter.

Warmes Fußbad

Bei kalten Füßen, Frösteln, einem allgemeinen Bedürfnis nach Wärme und bei Druck im Kopf hilft ein warmes Fußbad mit Thymiankraut.

Ghee an die Fußsohlen
Eine Einreibung der Fußsohlen mit Ghee beruhigt, stärkt und sorgt für einen erholsamen Schlaf. Bei starkem Fieber und großer Hitze können Sie auch die Brust damit einreiben.

Husten

Gewürztee mit Süßholz
Geeignet bei schmerzhaftem Husten und zum Lösen von festsitzendem Schleim, auch an den Nasennebenhöhlen. Geben Sie je 1/4 TL Nelken, Ingwerpulver, Kardamom und 1 TL Süßholzwurzel (oder Eibischwurzel) in eine große Tasse, übergießen die Zutaten mit heißem Wasser, lassen diese 5 Minuten ziehen, seihen es durch ein Sieb ab und trinken es schluckweise.

Für hustende Kinder
Überbrühen Sie ganze Anissamen mit einer Tasse heißem Wasser und geben dies dem kleinen Patienten schluckweise zu trinken. Anis ist mild, beruhigt den Hustenreiz, erwärmt und löst den Schleim. Kinder mögen übrigens auch gerne ayurvedische Hustensäfte.

Nasennebenhöhlenerkrankungen

Eine häufige Ursache für akute und chronische Entzündungen sowie für andere Erkrankungen der Nasennebenhöhlen liegen im psychischen Bereich. Besonders die Kieferhöhle ist ein immunologisch aktives Organ, das äußerst gefühlssensibel reagiert. Ist ein Mensch bedrückt und depressiv gestimmt, so kann sich dies in Form einer Entzündung manifestieren. Auch lokale Beeinträchtigungen, wie Behinderung der Nasenatmung und der Belüftung der Höhlen durch geschwollene Schleimhäute, Polypen oder Fehlstellungen der Nasenscheidewand, können Erkrankungen der Nasennebenhöhlen zur Folge haben. Was die Ernährung angeht, so kann man Krankheitsursachen in der Bildung von zuviel Ama und zu schwerem Essen suchen.

FÜR DIE BEHANDLUNG EINER NASENnebenhöhlenerkrankung ist zunächst wichtig, ein Verständnis für die Zusammenhänge zwischen der Gesundheit der Nasennebenhöhlen und der Psyche, der Ernährung und der Verdauung zu entwickeln

NASENNEBENHÖHLENbeschwerden können auch durch Polypen oder deformierte Nasenscheidewände verursacht sein. Im Zweifelsfall sollten Sie einen Facharzt zu Rate ziehen.

Ama und Kapha reduzieren

In der Praxis bewährt und sehr effektiv sind die Maßnahmen zur Reduzierung von Ama (S. 56f.). Bevorzugen Sie allgemein kapha-reduzierendes Essen (S. 55f.), wenn Sie von Körpergewicht und -verfassung ein Kapha-Typ sind. Bei einer typischen Vata-Konstitution essen Sie leichtverdauliche vata-beruhigende Kost (S. 53f.). Sollten Sie bei dieser Unterscheidung unsicher sein, genügt es, wenn Sie die Empfehlungen zur Ama-Reduzierung befolgen.

Heißes Wasser

Führen Sie die Heißwasser-Trinkkur (S. 57f.) durch.

Nasenreflexöl

Ayurvedisches Nasenreflexöl aktiviert den Schleimhautstoffwechsel, fördert die Sekretion, öffnet die Srotas, die Schleimhautkanäle, und stärkt die lokale Abwehrkraft. Reiben Sie das Öl fünf- bis zehnmal täglich in beide Nasenöffnungen ein.

Gewürztee

Überbrühen Sie je 1 TL Nelken, Anis und Süßholz und je 1/2 TL Ingwerpulver und Kardamom mit 1/2 l heißem Wasser, lassen dies 5 Minuten ziehen, seihen es ab und trinken mehrmals täglich eine Tasse.

Kopfdampfbad

Sehr wohltuend ist ein Kopfdampfbad (S. 76) mit einem der folgenden Zusätze: einige Tropfen ayurvedisches Minzöl oder eine Abkochung aus Thymian, Kamille und Lavendel oder einige Tropfen Eukalyptusöl.

Nach dem Dampfbad tränken Sie ein kleines Handtuch mit dem Dampfbadwasser und legen es auf den Nacken. Dadurch öffnen sich Nasennebenhöhlen, und die Verspannungen im Nacken lösen sich auf.

Kapha-Tee

Um den festsitzenden Schleim zu lösen, trinken Sie mehrmals täglich eine Tasse Kapha-Tee.

Damit es gar nicht erst so weit kommt …

Nehmen Sie zur Stärkung Ihrer Abwehrkräfte und zur Steigerung Ihres körperlich-geistigen Wohlbefindens Amrit Kalash (S. 38) oder andere spezielle Rasayanas oder Präparate ein, die Ihnen Ihr Ayurveda-Arzt verordnen kann.

- Vermeiden Sie feuchtkalte Räume und kalte Fußböden. Vor allem Schlafzimmer und Arbeitsplatz sollten angenehm tempe-

riert sein. Achten Sie also auf ein gesundes Raum- und Wohnklima sowie auf einen gesunden Schlafplatz (S. 95).
Verzichten Sie auf ein Nickerchen tagsüber. Ruhen Sie sich nur aus, aber schlafen Sie nicht, denn dies vermehrt Ama und führt zur Schwellung der Schleimhäute.

Herz und Kreislauf

Das Herz – Sitz der Seele

Das Herz als Hort der Seele ist zugleich Hauptsitz von Ojas, der feinstofflichen Substanz, die alle Gewebe nährt und stärkt.
Nach Auffassung des Ayurveda spielen das Bewußtsein eines Menschen, seine Charaktereigenschaften und seine Geisteshaltung eine bedeutende Rolle für die Bildung und die Qualität von Ojas. Freundlichkeit, Liebe, Mitgefühl, Wahrhaftigkeit, Mut und Respekt vor den Mitmenschen, Anstand, Geduld, aber auch Einfachheit und eine ausgewogene Lebensweise mit einem vernünftigen Maß an Ruhe und Aktivität stärken Ojas. Alkohol, denaturierte und damit wertlose Lebensmittel, Ärger und Probleme schwächen es dagegen.
Weitere natürliche Stärkungsmittel für Ojas sind frisches Gemüse und Blattsalate, Getreideprodukte, Nüsse, süße, reife Früchte und die naturgegebenen Rasayanas Milch, Honig und Ghee. All diese Nahrungsmittel sind reichhaltig an herzschützenden Mineralstoffen wie Magnesium, Kalzium und Kalium.
Besonders wirksam ist auch Amrit Kalash (S. 38). Es bindet freie Sauerstoffradikale, die die Körperzellen schädigen, und schützt so vor Arteriosklerose und anderen Gefäßkrankheiten. Zudem hemmt es das Verklumpen der Blutplättchen, was Blutgerinnsel in den Gefäßen und nachfolgend Thrombosen verursacht.
Beschwerden, die scheinbar vom Herzen ausgehen, können auch durch Muskelverspannungen und Wirbelblockaden verursacht sein, gerade wenn sie atem- oder bewegungsabhängig sind. Lassen Sie sich gegebenenfalls von einem Arzt untersuchen und diese Störungen behandeln. Sie können diese Beschwerden durch ayurvedisches Minz- oder Nervenöl, entlang dem Rücken und der Brustwirbelsäule einmassiert, lindern. Danach legen Sie ein feuchtheißes Tuch auf, trocknen sich ab und ruhen sich aus.

WISSENSCHAFTLICHE Studien belegen, daß auch eine vegetarische Ernährung ohne tierische Fette, unterstützt durch Meditation und Yoga, das Risiko von Herz- und Gefäßkrankheiten verringern

Tips zur Vorbeugung von Herzkrankheiten

Ojas stärken (S. 51 f.)

Ausreichend *Magnesium*

Amrit Kalash (S. 38)

Transzendentale Meditation (S. 35) und *Yoga*: Regelmäßig durchgeführt, tragen sie erheblich zur Besserung von Erkrankungen des Herzens, vor allem der Herzkranzgefäße, bei.

Olivenöl: Besonders die erste Pressung, das »Olio vergine«, senkt schon in kleinen Mengen den Blutdruck und verdünnt das Blut.

Zudem wirkt es der Bildung des Blutfetts LDL-Cholesterin, das sich an den Gefäßwänden ablagert und Arteriosklerose verursachen kann, entgegen. Verwenden Sie Olivenöl regelmäßig im Salat, zum Kochen und Braten.

Rosinenwasser: Weichen Sie eine Handvoll gewaschene Rosinen über Nacht in Wasser ein und trinken am nächsten Tag den überstehenden Saft oder essen Sie die Rosinen.

Ghee: Senkt den Cholesterinspiegel im Blut und trägt damit zur Verhinderung von Herzerkrankungen, besonders von Arteriosklerose, bei.

Galganttee: Bei nervösen Herzbeschwerden oder Angina pectoris

»Nahrung« für's Herz: Rosinenwasser, frisch gepreßter Orangensaft, Karotten und Granatäpfel.

ROSINENWASSER IST ein köstliches Getränk, wenn Sie sich ausgelaugt, geschwächt und »im Herzen« unzufrieden fühlen. Es stärkt Sadhaka-Pitta, das Subdosha für »Zufriedenheit im Herzen«

Nervöse Herzbeschwerden

Herzrasen, Herzrhythmusstörungen oder Herzklopfen treten vorwiegend in Ruhephasen, etwa am Wochenende oder im Urlaub, auf.

TRETEN die genannten Beschwerden immer wieder auf, konsultieren Sie bitte einen Facharzt, da auch organische Ursachen wie eine Herzklappenveränderung zugrundeliegen können.

Wichtigste Voraussetzung zur Behandlung ist, sich mehr Zeit für sich selbst zu nehmen. Schalten Sie deshalb öfter ab, und gönnen Sie sich beizeiten Erholung. Sorgen Sie für ausgewogene Lebensumstände, einen geregelten Tagesablauf und ausreichend Schlaf (S. 93).

Bleiben Sie im Rhythmus

Berücksichtigen Sie die natürlichen Ruhe- und Aktivitätsphasen Ihres Körpers, und zwingen Sie ihn nicht zu »Kraftakten« oder nächtelangem »Durchhalten«.

Ausreichend Magnesium
Nahrungsmittel, die besonders viel Magnesium enthalten, sind alle grünen Gemüse, Blattsalate, Milch, Getreide, Beerenfrüchte und Nüsse.

Galgant
Wirkt herzstärkend, krampflösend und allgemein stärkend bei Erschöpfungszuständen. Empfehlenswert bei nervösen Herzbeschwerden und Angina pectoris.
Lösen Sie 1 Messerspitze Galgant in einer Tasse heißem Wasser auf, und trinken Sie sie schluckweise aus. Bei akuten Beschwerden nehmen Sie 1 TL Galganthonig ein, für den Sie in 3 TL Bienenhonig 1 TL Galgantpulver einrühren.

Amrit Kalash
Nehmen Sie in Belastungssituationen oder bei akuten Beschwerden mehrmals täglich Amrit Kalash (S. 38) als Paste, mit etwas warmer Milch verdünnt, ein.

Vata ausgleichen
Vata-reduzierend wirken Vata-Tee, Vata-Aromaöl in einer Duftlampe oder auf die Schläfen verrieben sowie Gandharva-Ved-Musik (S. 66).

Arteriosklerose

Zum Abbau von Gefäßablagerungen eignen sich regelmäßige Meditation und streng cholesterinarme und vegetarische Ernährung.

TM und Yoga
Die tiefe Ruhe und Entspannung während TM (S. 35) und die körperliche Erneuerung durch Yoga-Asanas (S. 29) sind wirkungsvolle Verfahren der Vorbeugung und Aktivierung von Selbstheilungskräften bei Herzerkrankungen.

Olivenöl, Ghee und Galgant
Empfehlenswert sind ebenso die regelmäßige Verwendung von Olivenöl und Ghee zum Kochen sowie Galganttee (S. 80).

Kreislaufstörungen

Vor allem jüngere Frauen leiden häufig an einem schwachen Kreislauf, der sich unter anderem durch Schwindelanfälle, Schwarzwerden vor den Augen, kalte Hände und Füße und Schweißausbrüche bemerkbar macht.

Minzöl
Geben Sie bei Kreislaufstörungen 3–5 Tropfen ayurvedisches Minz-

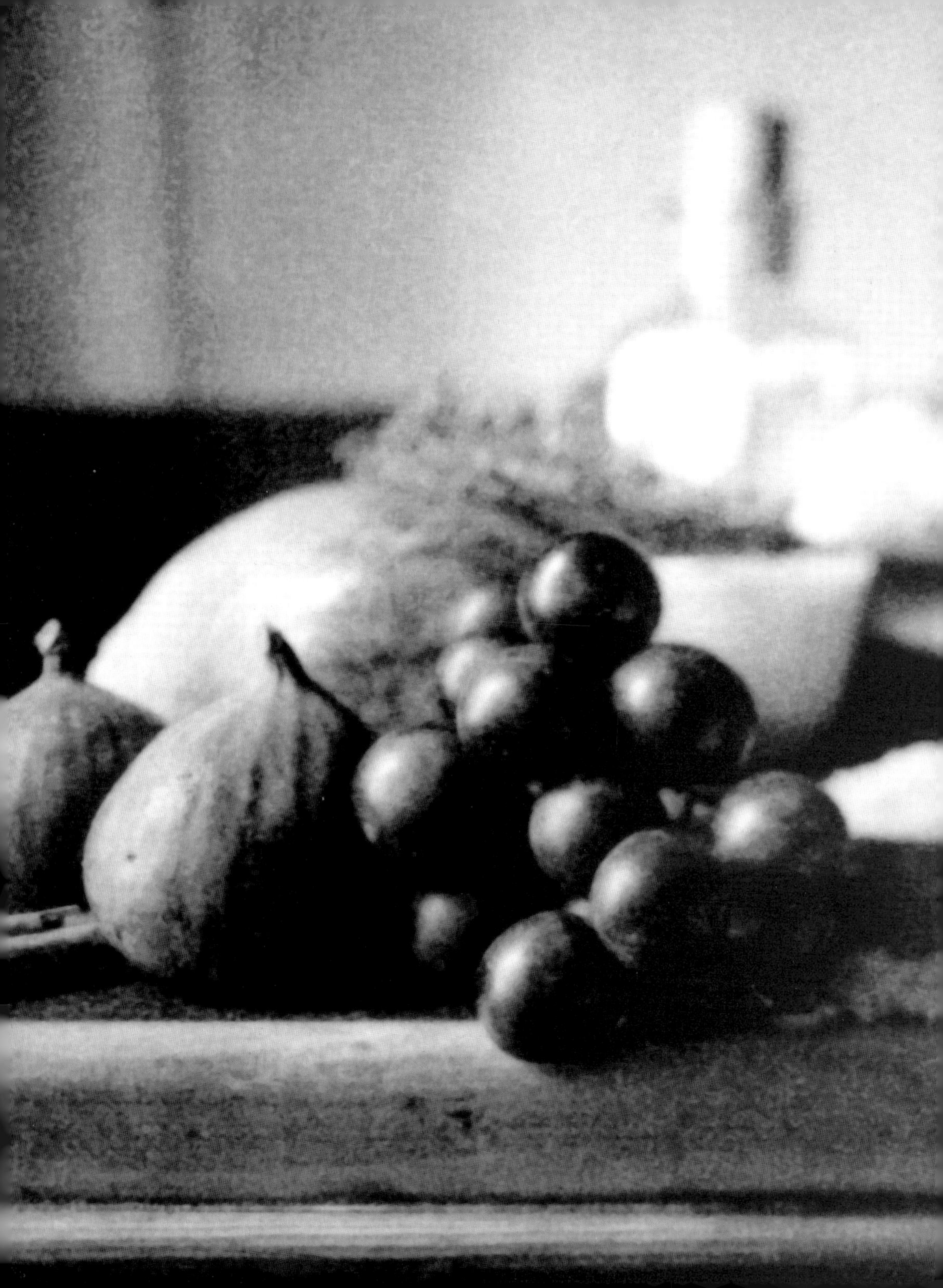

öl in ein Glas Wasser, und trinken Sie dieses schluckweise aus. Anschließend reiben Sie einige Tropfen davon an beiden Schläfen und am Nacken ein. Riechen Sie mehrmals am Tag an dem Fläschchen, und atmen Sie die Dämpfe ein.

Suryanamaskar
Bei den ersten Anzeichen von Kreislaufschwäche und vor allem zur Vorbeugung ist diese kreislaufanregende Körperübung (S. 31) ausgezeichnet. Nach 3–5 »Durchgängen« werden Sie sich gestärkt und erfrischt fühlen. Üben Sie regelmäßig, um Kreislaufschwäche und geringem Muskeltonus vorzubeugen.

Haut und Haare

Die ayurvedische Kosmetologie betrachtet die Haut als ein vielfältiges Organ, das von geistigen, körperlichen und seelischen Veränderungen beeinflußt wird, die alle bei der Behandlung von Hautkrankheiten und zur Erhaltung von Schönheit mitberücksichtigt werden müssen.
Auch auf Lebensweise und Schlaf wird in bezug auf Heilung und Gesunderhaltung der Haut großer Wert gelegt.

Tips für eine gesunde, schöne Haut und zur Vorbeugung von Hautkrankheiten

- Berücksichtigen Sie die Empfehlungen zur Ernährung (S. 52) und zur Lebensführung (S. 109 ff.).
- Ernähren Sie sich entsprechend Ihrer Doshas (S. 53 ff.), und bevorzugen Sie frische, vollwertige Speisen. Vor allem Sprossen, alle grünen Gemüse und Blattsalate, aber auch Kokosnüsse und Getreide wie Weizen und Dinkel fördern Schönheit und Gesundheit von Haut und Haaren.
- Treiben Sie regelmäßig Sport, üben Sie Yoga (S. 29), und nehmen Sie sich Zeit für Meditation (S. 35).
- Schlafen Sie ausreichend, denn die Hautzellen erneuern sich im Schlaf beinahe doppelt so schnell wie tagsüber.

Ayurvedische Fruchtmasken
Fettige Haut: Pürieren Sie 1/2 Apfel und 3 Bananen, und lassen Sie die Maske 20 Minuten einwirken.
Mischhaut: Pürieren Sie 3 Bananen mit 50 g gekochten Mungbohnen, und lassen Sie die Maske 10 Minuten einwirken.
Trockene Haut: Pürieren Sie 3 Bananen mit 100 ml frischer Milch, und lassen Sie die Maske 20 Minuten einwirken.

DIE AYURVEDISCHE DERmatologie verordnet spezielle Ernährungsformen für verschiedene Hautkrankheiten, ausgerichtet an der jeweiligen Konstitution und der aktuellen Störung der Haut

BEI SEHR EMPFINDLICHER Haut mit erweiterten Äderchen und Rötungen bereiten Sie die Fruchtmaske ausschließlich aus 3 Bananen zu

ZUR TÄGLICHEN PFLEGE können Sie ayurvedische Haarpflegemittel mit mineralischen oder pflanzlichen Zusätzen je nach Haartyp und entsprechend Ihres Doshas verwenden

Normale Haut: Pürieren Sie 2 Bananen und 1 geschälten Apfel oder 1/2 Apfel und 1 kleine Karotte, und lassen Sie die Maske 10 Minuten einwirken.

Haare

Eine Ölmassage, je nach Konstitutionstyp mit Sesam- oder Kokosöl oder mit speziellen ayurvedischen Haarölen, nährt und kräftigt das Haar, fördert die Durchblutung der Kopfhaut und stimuliert das Haarwachstum. Bei den Ölanwendungen des Pancha Karma (S. 24 f.), welche die Haare miteinbeziehen, läßt sich das oft schon nach wenigen Tagen beobachten: Sie wachsen schneller, werden geschmeidiger und bekommen einen schönen Glanz.
Bei Kopfschuppen lassen Sie Ihr Massageöl, das Sie für die Pflege des Körpers anwenden, eine Viertelstunde lang auf der Kopfhaut einwirken. Die Schuppen lösen sich durch das Öl hervorragend ab. Anschließend waschen Sie die Haare mit einem biologischen Shampoo. Wenn Sie das Öl über Nacht einwirken lassen, verstärkt sich dieser Effekt. Auf die gleiche Weise können Sie auch Milchschorf bei Kindern behandeln. Nehmen Sie dazu Sesam- oder ein anderes pflanzliches Öl.

Narben

Narben können den freien Fluß von Information im Körper und damit die Kommunikation auf feinstofflicher Ebene hemmen. Das ist vor allem dann der Fall, wenn sie auf den sogenannten Marma-Punkten liegen. Unter Umständen können Narben dann Störungen im geistig-körperlichen Gleichgewicht hervorrufen und Mitursache für Schmerzen und Funktionsstörungen an entfernt liegenden Organen sein.
Zur Überbrückung des gehemmten Informationsflusses eignet sich sehr gut das Öl »Himmlische Ruhe I«, das Sie ein- oder mehrmals täglich sanft auf der Narbe verreiben. Über einen längeren Zeitraum angewendet, ist dies eine gute Möglichkeit, die Narbe zu »entstören«. Um einen anhaltenden Erfolg zu erreichen, ist es jedoch wichtig, Körper und Geist grundsätzlich zu stärken. Ayurveda spricht in diesem Zusammenhang von bala, der Vitalität eines Menschen. Läßt diese nach, verliert er an Stabilität und Gefühl für seinen Körper und wird empfänglicher für Störeinwirkungen. Regelmäßige Ölmassagen (S. 24 f.) schaffen Abhilfe, denn sie stärken bala und bilden einen überbrückenden Ölfilm auf der

Haut, der den Energiefluß aufrechterhält.

Herpes simplex

Die häufig wiederkehrende Viruserkrankung ist gekennzeichnet durch kleine, in Gruppen stehende Bläschen an Lippen oder Nasenöffnungen, aber auch an anderen Körperstellen.

Rosenblütensaft

Ein wirksames Heilmittel ist Rosenblütensaft oder naturreines Rosenöl, mehrmals täglich auf den Bläschen eingerieben.

Aloe Vera

Verrühren Sie Aloe-Vera-Gel mit etwas Kurkuma, und tragen Sie diese Paste mehrmals täglich auf die Bläschen auf.

Ghee

Verrühren Sie 1 TL Ghee und 1/2 TL Kurkumapulver zu einer Paste, und tragen Sie diese dünn auf.

Akne

Ebenso wie die westliche Medizin unterscheidet auch der Maharishi Ayur-Ved mehrere Arten von Akne:

Vata-Akne: Tritt eher selten auf und verschlimmert sich durch kaltes und trockenes Wetter, Streß und eine unregelmäßige Lebensweise.

Pitta-Akne: Verschlimmert sich durch Hitze und pitta-anregende Faktoren, wie scharfe Gewürze.

Kapha-Akne: Verschlimmert sich durch Kälte, feuchtes Wetter, Käse und schweres, fettes Essen sowie durch Süßigkeiten.

Wer unter Akne leidet, sollte generell fette, scharfe und süße Speisen meiden. Achten Sie auf ausreichende Bewegung an der frischen Luft, auf eine geregelte Lebensweise (S. 109 ff.), und trinken Sie auch regelmäßig heißes Wasser (S. 57).

Sandelholzseife

Entwickeln Sie in einer Schüssel mit kaltem Wasser und alkalischer Sandelholzseife Schaum, und waschen Sie Ihr Gesicht damit acht- bis neunmal täglich.

Triphala

Geben Sie 5–10 g Triphalapulver (S. 46) in 1/2 l frisches Wasser und kochen Sie diese Menge auf die Hälfte herunter. Damit machen Sie ein Gesichtsdampfbad und legen anschließend feuchtwarme Kompressen mit dem Kochwasser auf die betroffenen Hautstellen.

Für eine Gesichtswäsche mit Triphala kochen Sie 5–10 g Tripha-

GEGEN NEURODERMITIS GIBT es ayurvedische Kräuterpräparate, die vom Arzt individuell ausgewählt und verordnet werden müssen, sowie äußerliche Anwendungen wie Salben, Pasten und andere Hautpflegemittel

lapulver (S. 46) in 50 ml Wasser auf, und waschen Sie damit zehnmal täglich das Gesicht und die betroffenen Hautstellen.

Kurkuma-Ghee
Vermischen Sie Kurkumapulver und Ghee zu einer Paste, die Sie auf die betroffenen Hautstellen auftragen. Nach einer Einwirkzeit von 10 Minuten können Sie die Paste wieder abwaschen. Oder je 1/2 TL Gelbwurzel- und Sandelholzpulver mit Wasser zu einer Paste verrühren und wie beschrieben anwenden.

SIE KÖNNEN SICH AUCH vom Arzt ayurvedische »Anti-Akne«-Präparate verordnen lassen. Pasten und Masken sowie ayurvedische Gesichtscremes oder Hautpflegemittel, mit speziellen Heilkräutern versetzt und nach Haut- und Konstitutionstyp ausgewählt, bessern die Akne.

Neurodermitis

Charakteristisch für Neurodermitis ist eine juckende, trockene und oft gerötete Haut, zum Teil mit klebriger Absonderung. Bedingt durch den starken Juckreiz kratzen sich die Patienten oft blutig. Neurodermitis tritt in rasch wechselnden Formen auf.
Bei vielen Neurodermitispatienten gehen die Beschwerden einher mit einer Unverträglichkeit bestimmter Nahrungsmittel. Besonders Milch, Nüsse und Vollkornprodukte lösen Neurodermitisschübe aus. Inzwischen gibt es eindeutige Hinweise darauf, daß die wesentlichen Ursachen im Magen-Darm-Trakt zu suchen sind.
Die ayurvedische Therapie von Neurodermitis versucht zunächst, die Doshas wieder ins Gleichgewicht zu bringen.

Neurodermitis bei Kindern
Achten Sie darauf, daß Ihr Kind keine Nahrungsmittel mit chemischen Zusätzen und Konservierungsstoffen, Hefeprodukte (fördern die Hefepilze im Darm), Süßigkeiten, Schokolade und auch keine scharfen Gewürze bekommt. Geben Sie Ihrem Kind diese so lange nicht zu essen, bis eine Besserung eintritt, und integrieren Sie die Nahrungsmittel auch danach nur ganz allmählich in den Speiseplan.
Sorgen Sie zu Hause für ein angenehmes, heiteres familiäres Klima, in dem sich Ihr Kind geborgen fühlt. Verhalten Sie sich

Ihrem kranken Kind gegenüber so natürlich wie möglich, pflegen Sie es, wenn es Pflege braucht, und helfen Sie ihm die schwierigen Phasen nächtlicher »Juckreizattacken« zu überstehen.

Waschen Sie die Kleidung Ihres Kindes mit biologischen Waschmitteln. Für die Bettwäsche empfehlen sich sogenannte »Allergikerstoffe«, besser aus Seide als aus Kunstfasern.

Kinder trinken gerne Lassi mit Kokossaft, Kokosflocken oder süßen, reifen Früchten. Wenn es Ihrem Kind schmeckt, können Sie auch etwas Anis-, Kurkuma- oder Kuminpulver unterrühren. Diese Gewürze unterstützen den positiven Effekt der Laktobazillen im Lassi auf die Darmflora.

Äußerlich empfiehlt sich die Einreibung mit pflanzlichen Ölen. Damit unterstützen Sie andere äußere Anwendungen, beispielsweise ärztlich verordnete Salben und Öl- oder Kleiebäder:

Jojobaöl bei juckender Haut mit Kapha-Erscheinungen wie Schuppen und klebrigen Absonderungen

Avocadoöl bei trockener, rauher Haut als Gegengewicht zu Vata

Mandelöl bei unruhigen, nervösen Kindern mit trockener Haut

Sesamöl bei trockener Haut oder trägem Stoffwechsel. Nicht geeignet bei roter und entzündeter Haut. Besser ist in diesem Fall Kokosöl

Ghee gegen das Brennen und die Entzündung

Zudem können Sie spezielle Maharishi-Ayur-Ved-Hautöle, die mit Aloe-Vera-Gel oder Kräutermischungen versetzt sind, anwenden.

Abends empfiehlt sich zur Vorbeugung ein juckreizstillendes Kräuterbad. Dazu mischen Sie jeweils eine Handvoll Kamille und Schafgarbe, überbrühen diese mit heißem Wasser und lassen sie 5–10 Minuten ziehen. Dann abseihen und dem Badewasser zugeben. Zuvor ölen Sie Ihr Kind mit einem der genannten Öle ein.

Neurodermitis bei Erwachsenen

Eine große Zahl der erwachsenen Neurodermitispatienten ernährt sich nach meiner Beobachtung unregelmäßig, steht unter emotionalem oder beruflichem Druck und kommt zu spät ins Bett. Die ayurvedischen Regeln zum Tagesablauf (S. 110 f.), zur Ernährung (S. 52 f.) und zur Lebensführung bewirken bereits häufig eine erhebliche Besserung des Hautbildes. Die Heißwasser-Trinkkur (S. 57 f.) lindert den Juckreiz, fördert die Ausscheidung der Körpergifte über die Niere und

KINDER SOLLten keine strenge Ausschlußdiät einhalten, da sonst die Gefahr der Fehlernährung besteht

SEHR BERUHIgend für den kleinen Patienten ist oft, wenn er nachts bei den Eltern im Schlafzimmer bleiben kann

BEI AUSGEDEHNTEM Sonnenbrand, wenn Sie sich benommen und fiebrig fühlen, hilft ein Glas süßes Lassi (S. 58) mit Kokosnuß und einer Prise Salz

den Darm, entlastet die Leber und reguliert die Verdauung.

Triphala-Abkochung

Die Abkochung reduziert Ama und führt leicht ab. Deshalb sollten Sie sie auch nur über eine begrenzte Zeit anwenden. Kochen Sie 3 Triphalatabletten (S. 46) und 2 TL Süßholzwurzelpulver in 4 Tassen Wasser auf ein Viertel der Menge herunter, und trinken Sie diese Zubereitung täglich vor dem Schlafengehen.

Ajuwan-Samen

Verrühren Sie 3 g gemahlenen Ajuwan-Samen mit 1 TL Vollrohrzucker und etwas Wasser zu einem Brei, und nehmen Sie die juckreizstillende Mischung morgens und abends eine viertel Stunde vor dem Essen ein.

Sonnenbrand

Aloe-Vera-Gel

Äußerlich aufgetragen, kühlt Aloe-Vera-Gel die sonnengeschädigte Haut und unterstützt die Neubildung der Hautzellen. Innerlich lindern 1–3 Gläser Aloe-Vera-Saft täglich die Beschwerden.

Sandelholzpaste

Verrühren Sie etwas Sandelholzpulver mit Wasser zu einem Brei, und tragen Sie diesen auf die verbrannten Hautstellen auf.

Verbrennungen

Aloe-Vera-Gel

Bei leichten Verbrennungen sollten Sie, möglichst unmittelbar danach, dünn Aloe-Vera-Gel, Ghee oder Kokosöl auf die betroffene Hautstelle auftragen.
Offene oder großflächige Verbrennungen gehören in jedem Fall in ärztliche Behandlung.

Magen und Darm

Anhaltende Verdauungsstörungen schwächen Gesundheit und Vitalität und sind nach Auffassung des Ayurveda Ursache vieler Krankheiten. Wie gut Sie Speisen vertragen, hängt sehr davon ab, wie Ihr Verdauungs- und Stoffwechselsystem die Nahrung aufnehmen und verwerten kann.
Zur Regulierung und Stärkung der Verdauungskraft, Agni, nenne ich Ihnen einige der sogenannten pachanas. Diese sollten bei chronischen Beschwerden über einen längeren Zeitraum hinweg (zwei bis vier Wochen oder länger) eingenommen werden.

Zur Entgiftung, gegen Blähungen, bei Dysbiose und Darmpilzbefall: 5 Scheiben Ingwerwurzel, 1 TL Kreuzkümmelsamen und 4 Gläser Wasser auf ein Viertel der ursprünglichen Menge herunterkochen und vor dem Essen heiß trinken.

Bei Verdauungsstörungen und zur Entgiftung: Kochen Sie 5 Scheiben Ingwerwurzel mit 1 EL Vollrohrzucker 30 Minuten lang in 1 l Wasser, und trinken Sie die auf die Hälfte heruntergekochte Menge noch warm schluckweise.

Bei Appetitschwäche, zur Anregung des Stoffwechsels und zur Entgiftung: 1 TL Ingwerpulver mit 2 TL reinem Ghee und etwas Vollrohrzucker verrühren und vier- bis fünfmal täglich einnehmen.

Bei Appetitlosigkeit, Ansammlung vom Ama und Blähungen: Mischen Sie 10 Tropfen frischen Zitronensaft mit 1–2 EL Ingwersaft, 1 TL Honig und 1 Prise Steinsalz, und trinken Sie die Zubereitung jeweils vor den Mahlzeiten.

Achten Sie außerdem darauf, daß der Magen nur zu drei Viertel mit Nahrung gefüllt ist. Bei einer generell schwachen Verdauung sollten Sie warme Speisen bevorzugen. Verzichten Sie auf einen Nachtisch nach dem Essen. Verwenden Sie häufig Ingwer zum Würzen und als verdauungsfördernden »Aperitif« vor dem Essen.

Zur Förderung der Verdauung eignet sich auch die Vielfalt der Gewürze, vor allem Kreuzkümmel, Kurkuma, Asaföetida, Bockshornklee, frischer Meerrettich, schwarzer Pfeffer, Kardamom, Zimt, Nelken und Senfkörner.

Verstopfung

Vata ausgleichen

Regulieren Sie Vata durch die entsprechende Kost (S. 53 f.), Vata-Tee und Vata-Churna (S. 37).

Weitere Tips

- Beachten Sie die ayurvedischen Ernährungsempfehlungen (S. 52), und achten Sie vor allem bei Verstopfung auf regelmäßige Mahlzeiten.
- Führen Sie die Heißwasser-Trinkkur (S. 57 f.) durch.
- Essen Sie morgens eingeweichte Trockenfrüchte, beispielsweise Datteln, Rosinen, Feigen und Pflaumen.
- Trinken Sie vor dem Schlafengehen eine Tasse warme Milch mit 1 TL Teelöffel Ghee und Gewürzen zur Verdauungsförderung, oder nehmen Sie abends

FALSCHE ESSGEWOHNHEITEN schwächen die Verdauungskraft am meisten und bringen die Doshas aus dem Gleichgewicht. Neben der regelmäßigen Einnahme der pachanas sollten Sie die ayurvedischen Essensregeln (S. 52) berücksichtigen

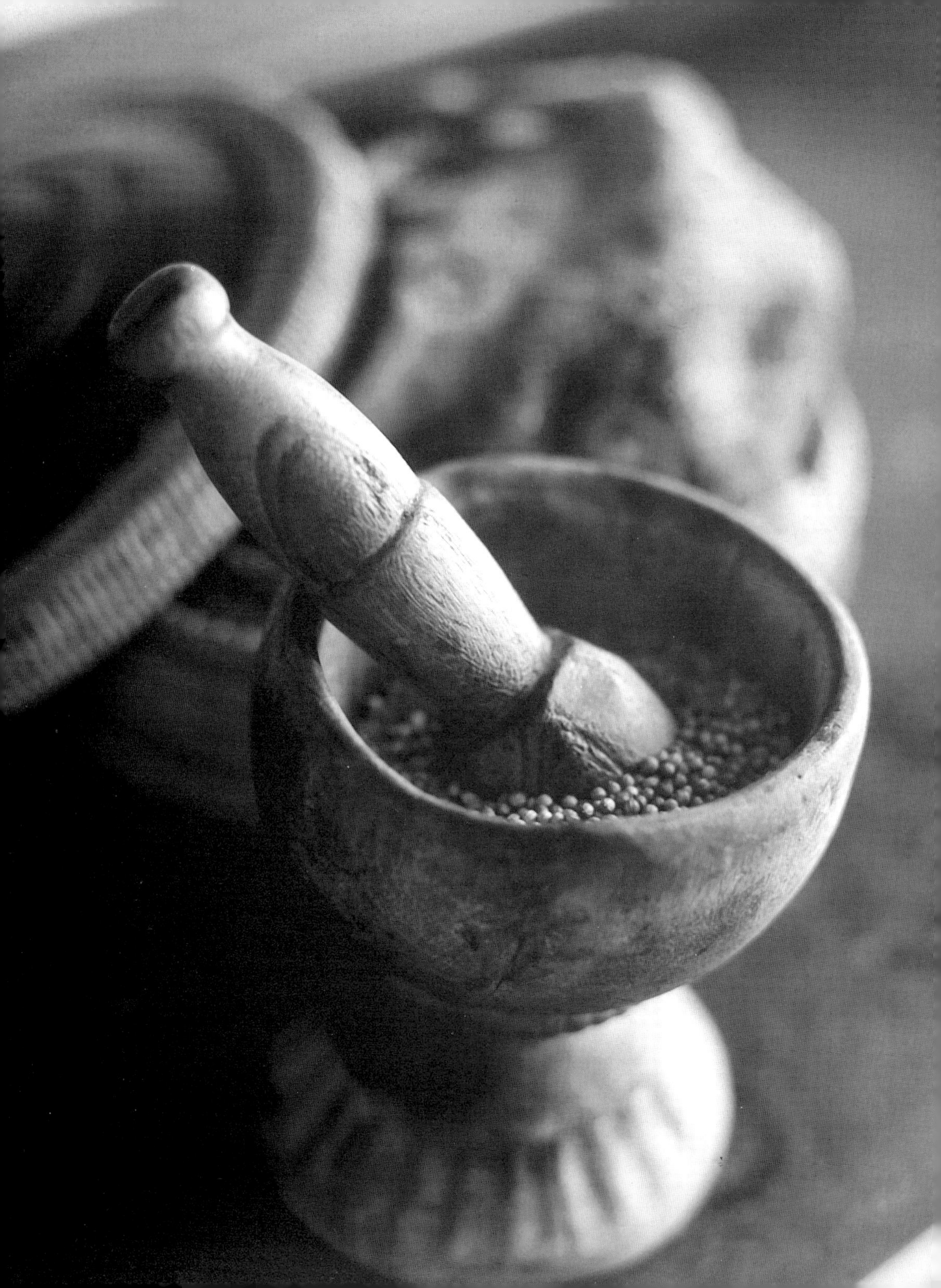

Amrit Kalash als Paste (S. 38) mit etwas Milch ein.

- Zudem sollten Sie Sport betreiben, Ruhe und Aktivität in ein ausgewogenes Verhältnis bringen und vor allem die Empfehlungen zum regelmäßigen Tagesablauf (S. 110 ff.) sowie zur Morgenroutine (S. 111) befolgen.

Durchfall, Übelkeit, Brechreiz

Minzöl

Geben Sie 1–3 Tropfen ayurvedisches Minzöl auf 1 Tasse heißes Wasser, und trinken Sie dieses schluckweise.

Ayurvedisches Hausmittel

Mischen Sie 5 TL Ingwersaft (geriebene Ingwerwurzel, mit einer Knoblauchpresse ausgequetscht), 1 TL Zitronensaft, 1 TL Vollrohrzucker oder Honig und 1/4 TL Asaföetida, und nehmen Sie von dieser Mixtur innerhalb von 1–2 Stunden viermal 1/2–1 TL ein.

Joghurt gegen Durchfall

Verrühren Sie 1/2 Tasse frischen Bioghurt oder selbstgemachten Joghurt und 1/2 Tasse Wasser zusammen mit 1/2 TL frisch gepreßtem Ingwersaft sowie 1/4 TL Muskatnußpulver, und trinken Sie diese Mixtur schluckweise.

Heilsaft mit Granatapfel

Granatapfel stärkt die darmspezifische Immunabwehr, wirkt Darmschleimhautentzündungen entgegen und hilft gegen Durchfall. Kauen Sie das Granatapfelseptum, und saugen Sie den Saft aus.

Nervöser Reizmagen

Ruhe und Entspannung

Regelmäßige Entspannung, ausreichender Schlaf und ausgewogene Mahlzeiten, die Sie in Ruhe einnehmen, heilen langfristig.

Fenchel

Weichen Sie über Nacht 1 TL Fenchelsamen oder 1/2 TL gemahlenen Fenchel in einer großen Tasse Wasser ein und trinken dies täglich.

Bauch-Abhyanga

Eine Bauchmassage vor dem Schlafengehen mit feuchtwarmen Wickeln (in Kamillenabsud getaucht) durchgeführt, heilt und entspannt (S. 28).

Sandelholzwasser

Geben Sie 1/2 TL Sandelholzpulver, 1 TL Honig und 1 TL Kandiszucker in eine Tasse raumtemperiertes Wasser und trinken es schluckweise.

WENN SIE DIE JOGHURT-Mixtur für Kinder zubereiten, verwenden Sie weniger Ingwer und Muskat und süßen mit Honig

WENN SIE AN BLÄHUNGEN leiden, essen Sie in Ruhe im Sitzen und mit Aufmerksamkeit. Kauen Sie die Kerne oder Samen von Kardamom, Fenchel und Anis nach dem Essen

Blähungen

Tees

Überbrühen Sie $^1/_2$ TL Ingwer und 1 TL Fenchel- oder Anissamen mit 1 Tasse heißem Wasser, und trinken Sie den Tee in kleinen Schlucken.

Bei Blähungskoliken

Trinken Sie schluckweise heißes Wasser, das Sie zuvor 10 Minuten lang abkochen und mit $^1/_4$ TL Asaföetida auf 1 Tasse versetzen.

Ayurvedisches Minzöl

Nehmen Sie mehrmals täglich 2–4 Tropfen auf 1 Tasse heißes Wasser ein.

ÜBERSÄUERUNG DES Magens, Magenschleimhautentzündung, Magen- und Zwölffingerdarmgeschwüre müssen ärztlich behandelt werden. Spezielle ayurvedische Kräuterpräparate, ärztlich verordnet, haben sich alternativ auch hier als sehr wirksam erwiesen.

Tips zum Abnehmen

Honigwasser

Trinken Sie 3 Schlucke kaltes Wasser mit etwas Honig vor dem Essen und 1 Tasse Honigwasser, 1 TL auf 1 Tasse, nach dem Essen.

»Schlankmacher«

Bevorzugen Sie Lassi, Karottensaft, flüssige Speisen, Salate, Mung-Dhal-Gerichte, die anhaltend sättigen, und kapha-ausgleichende Nahrungsmittel, wie Gerste.

»Sättigungsrezept«

Mahlen Sie je 1 Tasse Gerste und geschälte gelbe Mungbohnen, je $^1/_4$ Tasse Kichererbsen und Weizen, je 1 TL Ajuwan, Kreuzkümmel und Triphalapulver, $^1/_2$–1 TL Amjur (Mangopulver), $^1/_4$–$^1/_2$ TL Bockshornklee, $^1/_4$ TL Kurkuma, 1 Tasse Asaföetida und Steinsalz nach Geschmack zusammen, geben dazu nach Wunsch Blattgemüse, Brokkoli, Karotten, weißen oder roten Rettich und backen diese Mischung wie Waffeln im Waffeleisen oder in der Pfanne mit etwas Ghee heraus.

Triphalatabletten

Nehmen Sie zu jedem Essen jeweils 1–2 Triphalatabletten (S. 46) ein. Sie aktivieren den

Stoffwechsel und fördern den Fettgewebeabbau. Man kann bis zu 6 Tabletten pro Tag einnehmen.

Frühzeitiges Abendessen
Versuchen Sie, vor sechs Uhr abends zu essen. Danach sollten Sie bei starkem Eßverlangen nur noch Milch, Gemüsewasser oder Mung-Dhal-Wasser zu sich nehmen.

Appetit durch Streß
Bei streßbedingtem Appetit helfen heißes Wasser (S. 57 f.), Ingwertee oder ayurvedisches Minzöl, 2 Tropfen in heißes Wasser gegeben. Auch Suryanamaskar (S. 31) und ein Spaziergang in frischer Luft leisten hier gute Dienste.

Fleisch reduzieren
In Verbindung mit anderen Speisen fördern Fleisch und Wurst die Gewichtszunahme. Verzichten Sie zunächst auf rotes Fleisch, und bevorzugen Sie Geflügel, Fisch oder Wild, das Sie nach und nach reduzieren.

Seelenleben stabilisieren
Übergewicht ist häufig eine Art »Schutzschild« für empfindsame Seelen, die durch ihre Polster Verletzungen durch die Umwelt abpuffern. Die Empfehlungen für die tägliche Routine (S. 110 ff.), für besseren Umgang mit Streß und vor allem Meditation (S. 35) verhelfen zu innerer Ausgeglichenheit.

Garshan-Massagen
Um den Stoffwechsel anzuregen, können Sie täglich Trockenmassagen (S. 28 f.) durchführen.

Nerven und Psyche

Gesunder Schlaf – gesunde Nerven

»Der beste Schlaf ist der vor Mitternacht«. Diese Volksweisheit hat einen biologischen Grund, den wir mit Hilfe der ayurvedischen Lehre von den Doshas leicht verstehen können. Von 18 bis 22 Uhr herrscht im Tagesrhythmus Kapha vor, eine Zeit der Entspannung und relativer Stoffwechselruhe. Danach folgt Pitta, eine Phase freiwerdender Lebenswärme und Energie für Regeneration und Erholung, besonders des Nervensystems und der Verdauungsorgane.
Wer unter Schlafstörungen leidet, sollte also versuchen, noch vor zehn Uhr zu Bett zu gehen. In diesen Stunden stellt sich ein besänftigendes Schlafbedürfnis ein,

MEIDEN SIE REIS. PUFFreis können Sie jedoch als kleinen Snack zusammen mit Gewürzen essen, bis Sie ohne Zwischenmahlzeiten auskommen

HEILVORGÄNGE und Schlafen haben ein gemeinsames Geheimnis: sie geschehen von selbst

das Körper und Geist auf die Nachtruhe einstimmt.
Ursachen für Schlafstörungen sind ständige geistige Anspannung durch Beruf, Sorgen, Kummer und Ängste. Dazu kommt die tägliche Überreizung unserer Sinne. Die Heilung von Schlafstörungen setzt voraus, den rastlos aktiven Geist zu entspannen und ihn in ruhige Bahnen zu lenken. Ein aufgeweckter Geist sorgt sich oft mehr, als die wirklichen Umstände es erfordern. Denn vor allem nachts erscheint vieles beunruhigend und unlösbar, was sich am nächsten Morgen oft in Wohlgefallen auflöst. Vertrauen in die guten Kräfte des Lebens ist nach Auffassung des Ayurveda eine sichere Quellen für Entspannung und Schlaf. Um diesen Ruhepunkt zu finden, ist es wichtig, den Tag zu »beschließen«. Ungeklärte Fragen und unerledigte Aufgaben kann man schriftlich festhalten und sich so für den nächsten Tag vorzubereiten. Sorgen kann man mit einem Freund oder innerhalb der Familie besprechen und versuchen, eine erste Lösung zu finden.

Altbewährte Hausmittel

Einen gesunden Schlaf fördern Kräuterkissen mit einer nervenberuhigenden Füllung aus Hopfen, Baldrian, Lavendel, Oregano, Melisse oder Thymian. Aber auch abendliche Voll- oder Fußbäder mit einem Zusatz beruhigender Kräuter, wie Hopfen, Lavendel, Melisse oder Thymian, haben sich bewährt. Nicht zu vergessen ist Baldriantee, für den man mittags 2 TL Baldrianwurzel mit heißem Wasser aufgießt, etwa 4 Stunden ziehen läßt und ihn abends vor dem Schlafengehen trinkt.

Sanfte Klänge

Hören Sie am Abend entspannende Musik. Besonders effektiv ist die Gandharva-Ved-Musik (S. 66), der Sie zehn Minuten mit geschlossenen Augen und in bequemer Haltung lauschen.

Beruhigende Düfte

Lassen Sie in einer Duftlampe nervenberuhigende Aromen verströmen. Besonders geeignet sind Duftnoten wie Rosenholz-, Basilikum-, Nelken- und andere Gewürzöle sowie Vata-Aromaöl. Sie können auch einige Tropfen davon auf ein Taschentuch geben und dieses unter das Kopfkissen legen. Riechen Sie vor dem Einschlafen daran.

Balsam für die Haut

Sanfte Ölmassagen beruhigen

und bringen tiefen Schlaf. Reiben Sie vor dem Schlafengehen Ihre Füße mit warmem, gereiftem Sesamöl (S. 25 f.) oder Ghee (S. 59) ein, lassen Sie es einige Minuten einwirken und wischen Sie es dann mit einem feuchten Tuch wieder ab. Geben Sie nach Ihrer Abendtoilette zur Entspannung auch zwei Tropfen süßes Mandelöl oder Ghee in beide Nasenöffnungen.

Süßes

Als »Schlaftrunk« eignen sich besonders Vata-Tee und warme Milch mit Gewürzzusätzen: Safran (2–3 Fäden pro Tasse), Muskat (1 Messerspitze pro Tasse), Ghee (1 TL pro Tasse) oder eine Mischung aus Kardamom, Zimt, Ingwer, Nelken.

Zuverlässig »himmlische« Träume bringt auch Amrit-Kalash-Mus (S. 38), von dem Sie 1 TL mit etwas warmer Milch trinken. Empfehlenswert ist auch Gotu Kola (S. 126), von dem Sie 1/4 TL mit 1 Tasse kochendem Wasser überbrühen und vor dem Schlafengehen trinken.

Schlafen Sie gesund?

Störeinflüsse am Schlafplatz sind oft Ursache chronischer Schlafstörungen und uneffektiven, nicht erholsamen Schlafs. Überprüfen Sie daher Ihr Schlafzimmer nach möglichen Störfaktoren.

Elektrisches Feld im Schlafzimmer: Schrauben Sie vor dem Schlafengehen die Sicherung für das Schlafzimmer heraus, oder installieren Sie einen Netzfreischalter.

Chemische Belastung der Raumluft: Richten Sie Ihr Schlafzimmer mit natürlichen, schadstofffreien Möbeln, Teppichen und Tapeten ein.

Erdmagnetfeld: Durch Metallteile, etwa Stahlträger in Betondecken, am Bett oder Lattenrost, Heizkörper am Bett oder durch naturgegebene Besonderheiten des Untergrundes kann der Schlaf gestört werden. Schlafen Sie in einem anderen Raum, oder stellen Sie das Bett um.

WENN SIE REGELmäßig allopathische Schlafmittel einnehmen müssen, reduzieren Sie die abendliche Dosis ganz allmählich. Ersetzen Sie das Präparat in Absprache mit Ihrem Arzt nach und nach durch ein pflanzliches Medikament. Ziel sollte es sein, ohne Unterstützung durch chemische Substanzen zu Ruhe und Schlaf zu finden.

DURCH REGELMÄSSIGE Erfahrung von tiefer Ruhe und Entspannung mit Transzendentaler Meditation verbessern sich Gedächtnis und geistige Leistungsfähigkeit deutlich, wie wissenschaftliche Studien zeigen

RASA BEREITet nach ayurvedischer Vorstellung die Menstruation vor und erleichtert sie

Weitere Tips für einen erholsamen Schlaf

- Nehmen Sie abends nur eine leichte Mahlzeit ohne tierisches Eiweiß zu sich, und essen Sie statt dessen Suppen, Reis- oder Gemüsegerichte, auch Nudeln, leichtes Brot.
- Beschließen Sie den Tag mit Dingen, die Sie entspannen.
- Schlaffördernd wirkt auch eine Tasse heiße Milch am Abend. Würzen Sie diese mit 1 TL Ghee und Gewürzen wie Kardamom, Ingwer, Gelbwurzel oder einer kleinen Messerspitze Muskatnuß.

Konzentrationsschäche

Ein gutes Gedächtnis, Kreativität und Konzentrationsfähigkeit sind Merkmale eines frischen und ausgeruhten Nervensystems. Die wichtigste Voraussetzung für ein gutes Gedächtnis ist, sich genügend Zeit zur Verarbeitung durch Ruhe, Schlaf, Regeneration, körperlichen und geistigen Ausgleich, Erholung und Urlaub zu geben.

Rasayanas

Amrit Kalash (S. 38) und spezielle Rasayanas (S. 38) für Nervenkraft, klaren Geist und Gedächtnis helfen wirksam über belastende Lebenssituationen hinweg. Sie werden in der Regel mit etwas Milch eingenommen.

»Gedächtnisstütze«

Nehmen Sie 1 Messerspitze Kalmuswurzelpulver in 1/2 TL Honig morgens und abends ein.

Für Frauen

Menstruationsbeschwerden

Welche Frau kennt sie nicht: die kritischen Tage vor den Tagen mit Unterleibs- und Rückenschmerzen, Wassereinlagerungen in den Gelenken und Gefühlsschwankungen, die sich oftmals bis zum Ende der Periode hinziehen. Mit einigen einfachen Methoden können Sie diese Beschwerden lindern.

Viel trinken

Nehmen Sie in der Zeit vor und während der Periode viel Flüssigkeit zu sich, denn das erleichtert die Bildung von rasa, dem ersten aus Nahrung gebildeten Gewebesaft, dhatu, dessen Beschaffenheit entscheidend auch die Menstruation regelt.

Auch Krämpfe, Stimmungslabilität, typische Vata-Erscheinungen, bessern sich durch flüssige, warme Kost. Sehr empfehlenswert ist zusätzlich das Trinken von heißem Wasser (S. 57 f.). Darüber hinaus sollte auf Ihrem Speiseplan jetzt vermehrt flüssige Nahrung, also Suppen, Obst- oder Gemüsesäfte und Tees, stehen.

Vata beruhigen
An Schmerzzuständen ist immer Vata beteiligt, so auch bei Menstruationsbeschwerden. Trinken Sie daher vor und während der Periode täglich 2–3 Tassen Vata-Tee, und lassen Sie Vata-Aromaöl im Raum verströmen.
Vermeiden Sie während Ihrer Periode anstrengende körperliche Tätigkeiten und streßreiche Situationen, und halten Sie sich mit Alkohol, Koffein und Nikotin zurück.

Wärme
Nehmen Sie abends ein warmes Fußbad mit einem Lavendelzusatz, und achten Sie während der Periode darauf, daß Sie immer warme Füße haben. Sehr wirksam ist auch eine Breiauflage mit Asaföetida, die Sie, mit etwas Wasser zu einer Paste verrührt, auf den Unterleib auftragen.

Kräutertee
Mischen Sie zu gleichen Teilen Baldrianwurzel, Kamillenblüten und Pfefferminzblätter, überbrühen Sie 1 EL davon mit einer Tasse heißem Wasser. Lassen Sie alles 8–10 Minuten ziehen, und trinken Sie dreimal täglich eine Tasse. Auch Ingwertee, für den Sie ein kleines Stück frische Ingwerwurzel mit einer Tasse heißem Wasser überbrühen, erleichtert.

Zu schwache Blutung
Zur Stärkung der Unterleibsorgane können Sie eine sanfte Bauchmassage (S. 28) durchführen. 1–3 Gläser Aloe-Vera-Saft pro Tag unterstützen von innen.

Zu starke Blutung
Bereiten Sie einen Tee aus Hibiskusblüten. Geben Sie dazu 1 TL auf eine Tasse, und trinken Sie im Laufe des Tages 2–3 Tassen davon. Durch eine leichte Einreibung der Füße mit Ghee können Sie die Blutungsaktivität zusätzlich beruhigen.

Wenn die Tage ausbleiben …
Sind Sie nicht schwanger, sondern ist Ihre ausbleibende Menstruation durch nervliche Anspannung und geistige und körperliche Überlastung verursacht, geben Sie einige Tropfen Vata-Aromaöl auf ein Taschentuch, und inhalieren Sie die Dämpfe. Hilfreich zur Entspannung ist auch das Prana Yama (S. 34), regelmäßiges Trinken von heißem

VORSICHT BEI HEISSEN VOLLbädern, denn sie verstärken die Blutung. Auch auf Ölmassagen sollten Sie wegen ihrer blutungsverstärkenden Wirkung verzichten

NEHMEN SIE GEGEN DIE Krämpfe und zur Entspannung 2–4 Tropfen ayurvedisches Minzöl auf 1 Tasse heißes Wasser ein

EIN KIND NIMMT SCHON im Mutterleib Kontakt mit der Außenwelt auf und erlebt die Auswirkungen von Gefühlsschwankungen seiner Mutter mit

Wasser (S. 57 f.), mehrmals täglich eine Tasse Vata-Tee oder ein entspannendes Kräuterbad. Suryanamaskar (S. 31) lockert und entspannt die Beckenmuskulatur. Bewährt hat sich auch ein Tee aus 1 Stück Ingwerwurzel und je 1/2 TL Süßholzpulver und Echtem Beifußpulver. Diese Mischung kochen Sie 20 Minuten bei niedriger Temperatur und trinken davon dreimal täglich eine Tasse frisch zubereitet vor dem Essen.

In der Schwangerschaft

Schwangeren Frauen, die sich auf die Geburt ihres Kindes vorbereiten, bietet der Maharishi Ayur-Ved viele gute Empfehlungen, besonders was Ernährung und Lebensweise betrifft.

Ernährung

Die ayurvedische Küche ist ideal für die Ernährung während der Schwangerschaft; sie legt besonderen Wert darauf, daß alle Nährstoffe in einem ausgewogenen Verhältnis zueinander stehen (S. 53 ff.). Obwohl Sie Ihrer Gesundheit und der Ihres Kindes zuliebe in diesen neun Monaten auf eine gesunde Ernährung achten sollten, ist es wichtig, daß Sie ab und zu Ihrem Appetit auf bestimmte Speisen nachgeben.

Tips für stillende Mütter

- Essen Sie immer vor dem Stillen, und stillen Sie nie, wenn Sie hungrig sind.
- Nehmen Sie frische, biologisch vollwertige Nahrungsmittel zu sich.
- Vermeiden Sie blähende Speisen wie Kohlgemüse, Lauch, Kraut, Zwiebeln, Knoblauch und Hülsenfrüchte. Empfehlenswert sind Mungbohnen und rote Linsen, aus denen Sie sich Dhal (S. 59) zubereiten können, denn sie sind eiweißreich und unterstützen den Gewebeaufbau.
- Verzichten Sie während der Stillzeit auf Hefebrot, Gebäck aus Sauerteig, Sahnesoßen, Schokolade, Käse, Tomaten, stimulierende Getränke wie Kaffee, schwarzen Tee und Alkohol sowie auf kohlensäurehaltige Getränke. Vermeiden Sie auch zu schwere und saure Nahrungsmittel.
- Statt Sauerteigbrot sollten Sie in Ghee herausgebratene Fladenbrote aus fein gemahlenem Vollkornmehl (S. 62) bevorzugen.

Harmonie von Anfang an

Umgeben und beschäftigen Sie sich bewußt mit schönen Dingen, hören Sie angenehme Musik, und nehmen Sie sich entspannende Lektüre vor. Ihre innere Ruhe ist gut für Ihr Kind und prägt sein Gemüt. Streit, Aufregung, Streß sollten Sie aus diesem Grund vermeiden.

Wechseljahre

In der Menopause durchläuft eine Frau ähnlich wie in der Pubertät eine Krise des körperlich-seelischen Befindens. Die hormonelle Umstellung ist häufig verbunden mit vegetativen Erscheinungen wie Nervosität, übermäßige Empfindlichkeit, Schlafstörungen, innere Unruhe, aber auch depressiven Verstimmungen und Ängsten. Diese typischen Vata-Symptome stehen am Beginn dieses neuen Lebensabschnitts. Gleichzeitig leiden Frauen oft an Pitta-Erscheinungen wie Hitzewallungen und Schweißausbrüchen.

Gleichmut

Bereiten Sie sich auf diesen neuen Lebensabschnitt vor, der von Gelassenheit, Weitsicht und Weisheit getragen sein kann.

Obwohl das Schlafbedürfnis in dieser Lebensphase im allgemeinen abnimmt, sollten Sie sich mit Beginn der Wechseljahre mehr Ruhe und Entspannung gönnen. Nehmen Sie sich Zeit für Körperpflege, um Ihre Jugendlichkeit und Schönheit zu erhalten.

Osteoporose

Besonders gefährdet nach den Wechseljahren sind die Gelenke und das Knochensystem. Mit dem Versiegen der Produktion weiblicher Hormone, Progesteron und Östrogen, kann es zu Osteoporose (Knochenschwund) kommen. Sie ist eine der Erscheinungsformen von Vata nach der Menopause.

DIE ERNÄHRUNGSempfehlungen gelten auch für den älteren Mann, bei dem zwar selten Osteoporose auftritt, dafür aber häufiger die Gelenke austrocknen.

Ernährung

Milch, Milchprodukte, süß schmeckende Speisen, Getreideprodukte und Ghee sind für diese Zeit die richtigen Nahrungsmittel, vorausgesetzt, Sie mögen und vertragen sie.

Arthrose, Wirbelsäulenprobleme, Steifigkeit, nachlassende körperliche und geistige Flexibilität stehen zunehmend im Vordergrund. Beachten Sie daher die Richtlinien über ayurvedische Ernährung (S. 52), zur Regulierung von

GENIESSEN SIE ES, SICH jetzt all jene Wünsche zu erfüllen, die sie in der mittleren Lebensphase der Pflichten und Aufgaben des täglichen Lebens wegen zurückstellen mußten

Vata (S. 53f.) und zur Gewichtsreduktion (S. 92f.).
Das Essen sollte alle Nährstoffe, vor allem Mineralstoffe, enthalten, die zur Versorgung der Körpergewebe notwendig sind. Vor allem asthi, so nennt Ayurveda das Knochen- und Körpergewebe und die Stützsubstanzen des Körpers, benötigt besondere Nahrungsmittel. Essen Sie neben den vorher genannten vermehrt Karotten, Mandeln, Feigen, Datteln und Nüsse. Der Ayurveda kennt zudem verschiedene Präparate, die speziell diesen Gewebetyp stärken. Dabei hat sich das »Frauen-Rasayana« (S. 38) besonders bewährt.

Ölmassagen
Verwenden Sie bei der täglichen Anwendung Sesam-, Kokos-, Sonnenblumen- oder Mandelöl. Einfach handzuhaben und noch wirkungsvoller sind die medizinierten ayurvedischen Öle.

Hitzewallungen
Trinken Sie regelmäßig Pitta-Tee, und ergreifen Sie alle Maßnahmen, die apana-Vata ausgleichen (S. 101). Hilfreich ist auch die folgende Gewürzmischung: Geben Sie je 1/2 EL Korianderpulver, Kreuzkümmelpulver und Fenchelsamen in eine große Tasse, überbrühen Sie die Gewürze mit heißem Wasser, lassen Sie sie 5–10 Minuten ziehen, und trinken Sie regelmäßig ein- bis dreimal eine Tasse pro Tag.

Emotionale Unausgeglichenheit
Sehr empfehlenswert zum Ausgleich der Seele sind Rosinenwasser (S. 80), Vata-Tee, Vata-Aromaöl und ein regelmäßiger Morgen- und Abendspaziergang. Abends ist es hilfreich, sich die Fußsohlen mit Ghee, Sesam- oder Mandelöl einzureiben und pflanzliche Tees, welche die Nerven stärken und beruhigen, wie Melissen-, Baldrian-, Passionsfrucht-, Johanniskraut- und Frauenmanteltee, zu trinken.

Reizblase

Häufiger Harndrang, Brennen oder Druckgefühl in Blase oder Harnröhre, unter Umständen auch unfreiwilliger Urinabgang bei Husten oder Erschütterung sind typisch für diese Funktionsstörung der Blase, an der vor allem Frauen leiden. Im Gegensatz zur akuten oder chronischen Blasenentzündung finden sich im Urin jedoch keine bakteriellen Erreger.

Apana-Vata regulieren
Sorgen Sie für ausreichend Ruhe und Schlaf, und trinken Sie nervenstärkende und beruhigende Tees wie Vata-Tee. Bevorzugen Sie wohlschmeckende, vorzugsweise warme und im Geschmack ausgewogene Speisen sowie Milch, süße Früchte, eingeweichte Trockenfrüchte und pflanzliche Öle.

Warm halten
Halten Sie Füße und Unterleib stets warm.

Massagen
Das Bauch-Abhyanga (S. 28) können Sie statt mit Sesamöl auch mit Johanniskrautöl durchführen. Zur Kräftigung von Vata tragen auch temperaturansteigende Fußbäder mit nervenstärkenden Kräuterzusätzen bei. Verwenden Sie dazu einen Aufguß aus je einer Handvoll Baldrian, Hopfen, Melisse und Frauenmantelkraut.

Gewürzeinreibung
Verrühren Sie 5 Mandeln, je 1 TL Nelken, Zimt, Kardamom und Ingwer, alles gemahlen, mit Wasser zu einem Brei, den Sie sanft auf dem Unterbauch einreiben. Lassen Sie die Gewürze so lange einwirken, bis sich ein angenehmes Wärmegefühl einstellt.

Koriandertee
Überbrühen Sie 1 TL Koriandersamen mit 1 Tasse heißem Wasser und trinken dies zwei- bis dreimal täglich in kleinen Schlucken gegen Entzündungserscheinungen. Auch Pitta-Tee ist sehr gut geeignet.

Gegen nächtlichen Harndrang
Geben Sie 1/2 TL Sandelholzpulver in ein Glas Wasser, lassen Sie es 3–4 Stunden stehen, und trinken Sie es am Abend vor dem Schlafengehen.

Asaföetida-Einreibung
Tragen Sie eine Breiauflage aus Asaföetida und etwas Wasser im Bereich der Blase auf.

Weißfluß

Reinigen Sie etwas Reis in Wasser, gießen Sie diese Flüssigkeit ab, und geben Sie dann 4–5 TL von dem Reis auf 1 Tasse kaltes Wasser, die Sie über Nacht stehen lassen. Am nächsten Tag filtern Sie den Reis ab, erwärmen die zurückbleibende Flüssigkeit leicht und trinken davon ab dem fünften Tag der Periode zwei Wochen lang täglich morgens eine Tasse.

BEI EINER REIZBLASE sollte aus ayurvedischer Sicht Vata, besonders apana (S. 13), harmonisiert werden. Vor allem bei einer chronischen Reizblase muß umfassend behandelt werden

LEGEN SIE BEI ENTZÜNDLICH geröteten und heißen Gelenken frischen Joghurt oder Quark auf. Erneuern Sie die Auflage, sobald sie beginnt auszutrocknen und sich zu erwärmen

Knochen, Muskeln und Gelenke

Fingerpolyarthrose

Diese rheumatische Erkrankung der Fingergelenke tritt meist bei älteren Menschen auf, insbesondere bei Frauen nach den Wechseljahren. Die Beschwerden verschlimmern sich bei Kälte, Wind, Wetterwechsel und in der kalten Jahreszeit.

Vata ausgleichen
Essen Sie regelmäßig und warm. Sie sollten Ihre Verdauungskraft stärken (S. 89 f.) und sich viel Ruhe gönnen. Regelmäßige, erwärmende Bewegungsübungen »ölen« zudem die Gelenke. Wärme ist grundsätzlich gut für Ihren Körper, auch in Form von Bädern oder warmen Ölanwendungen.

Öleinreibung
Mischen Sie 1 Teil Knoblauchsaft mit 2 Teilen Sesamöl und bringen die Mischung zum Sieden. Massieren Sie diese Knoblauch-Sesamöl-Mixtur angenehm temperiert in Ihre Hände ein. Alternativ dazu können Sie zur Massage auch das ayurvedische Gelenköl verwenden. Zum Abschluß baden Sie die Hände in gesättigtem warmen Salzwasser. Geben Sie hierfür 4 EL Kochsalz in eine Schüssel mit warmem Wasser, und halten Sie 5–10 Minuten beide Hände hinein.

Steife Gelenke

Wenn Ihnen die Bewegung bestimmter Gelenke Schmerzen verursacht und Sie das Gefühl haben, »eingerostet« zu sein, gibt es dafür hauptsächlich zwei Gründe, die unterschiedlich gewichtet sein können: die Ansammlung von Ama und die Vermehrung von Vata. Allgemeine Ama-Zeichen sind: belegte Zunge, Schweregefühl im Körper, Trägheit und klebrige Ausscheidung an Haut und Schleimhäuten.
Vata zeigt sich vor allem durch Trockenheit, Knacken der Gelenke, Zugluftempfindlichkeit und vermehrte Schmerzen in Gelenken oder Wirbelsäule.

Trocken- und Ölmassagen
Sind Ablagerungen von Schlakken- und Giftstoffen für die Steifheit der Gelenke verantwortlich, empfehlen sich Trockenmassagen mit Seidenhandschuhen (S. 28 f.). Bei vata-dominierten Beschwerden oder im Anschluß an die Trockenmassage können Sie Ölmassagen (S. 25 ff.) mit Sesamöl

oder mit ayurvedischem Gelenköl durchführen und feuchtheiße Tücher auf die betroffenen Gelenke legen. Diese Anwendungen sind immer ausgesprochen wohltuend.

Nackenschmerzen und steifer Hals

Nackenschmerzen oder ein steifer Hals können durch Zugluft, Streß, einseitige Körperhaltung, Unfälle (HWS-Schleudertrauma), aber auch durch psychische Probleme und Fehlsichtigkeit verursacht sein. Verspannungen der Nackenmuskulatur und daraus resultierende Nackenschmerzen können auch vom Kiefergelenk ausgehen, wenn Zahnfehlstellungen oder Gebißunregelmäßigkeiten das Gelenk beim Kauen einseitig belasten.

Wie man sich bettet …

Treten die Beschwerden vor allem morgens auf, überprüfen Sie, ob Ihr Bett an einem gesunden Platz steht (S. 95). Außerdem sollte Ihre Schlafunterlage wirbelsäulengerecht und das Kopfkissen, je nach bevorzugter Schlaflage, flach (Bauchlage) oder höher (Seitlage) sein.

Entgiften – Entschlacken

Bringen Sie Ihr Verdauungssystem in Ordnung, wenn Anzeichen für Ama, Giftstoffe, beispielsweise eine belegte Zunge, Trägheit, Dumpfheit und Schwere von Körper und Geist, vorliegen. Stärken Sie Verdauung und Stoffwechsel auch mit den auf Seite 89 beschriebenen Gewürzmischungen und Kräutern.

Abhyanga

Sanfte Einreibungen und Massagen mit gereiftem erwärmtem Sesamöl (S. 25 f.), am besten mit ayurvedischem Gelenköl, bewirken eine schnelle Besserung. Dem Gelenköl können Sie bei starken Schmerzen ayurvedisches Minzöl zumischen: 5 Tropfen auf 1 EL Gelenköl.
Nach der Massage legen Sie feuchtheiße Tücher auf. Tauchen Sie ein Handtuch in heißes Wasser, wringen es aus und breiten es, angenehm temperiert, auf dem Nacken aus. Wiederholen Sie dies je nach Wohlbefinden mehrmals. Zum Schluß reiben Sie die Ölreste mit dem Handtuch ab. Ruhen Sie noch eine Weile, und halten Sie Ihren Körper, vor allem Nacken und Schultern, warm.

WENN VATA IM VORDERgrund steht, mag man trockene Reibungen nicht; bei vermehrtem Ama tun diese ausgesprochen gut

TRINKEN SIE HÄUFIG EINIGE Schlucke heißes Wasser (S. 57). Bei akuten Beschwerden kann man das Wasser etwas länger im Mund behalten und spürt sofort eine angenehme Entspannung im Nacken

Rückenschmerzen

Behandeln Sie diese Beschwerden wie Nackenschmerzen (S. 103), ergänzt durch die folgenden Anwendungen.

Gewürzeinreibung

Für Kapha-Typen eignet sich folgende Einreibung: Zermahlen Sie 5 Mandeln, je 1/2 TL Nelken, Kardamom und Zimt und 1/4 TL schwarzen Pfeffer, und verrühren Sie die fein gemahlenen Gewürze mit etwas Wasser zu einem Brei. Damit reiben Sie die schmerzenden Muskeln ein und lassen es so lange einwirken, bis Sie eine angenehme Wärme spüren. Dann mit warmem Wasser abwaschen und abtrocknen. Sie können der Mischung noch 1 TL Knoblauchsaft beimengen, was die Wirkung intensiviert.

Gewürztrunk

Mischen Sie je 1/2 TL Zitronensaft und schwarzen Pfeffer mit 1 Prise Steinsalz, und trinken Sie die Mischung dreimal täglich in einem Glas Wasser gelöst.

Apana-regulierende Gewürze

Um apana-Vata (S. 13) zu harmonisieren, würzen Sie Ihre Speisen öfter mit Fenchel, Anis, Zimt, Kardamom, Ingwer, Kreuzkümmel, Asaföetida und Süßholzwurzel.
Zudem empfiehlt sich die Einnahme von Vata-Churna (S. 37), die Verwendung von Vata-Aromaöl sowie direkte Einreibungen der schmerzenden Stellen mit ayurvedischem Minzöl.

Prellungen und Verstauchungen

Kurkuma-Einreibung

Verrühren Sie einige Teelöffel Kurkuma in Wasser zu einer Paste und tragen sie auf die betroffene Stelle auf. Einen zusätzlich lindernden Effekt hat Aloe-Vera-Gel, das Sie statt des Wassers zum Anrühren der Paste verwenden.

Ischias

Ischiasschmerzen (Ischialgie) entstehen durch Druck auf den Ischiasnerv, meistens bei Bandscheibenvorwölbungen und -vorfällen. Die Erkrankung muß von einem Arzt behandelt werden.
Aus ayurvedischer Sicht muß bei akuten und chronischen Ischialgien das Regelprinzip apana-Vata (S. 14) ausgeglichen werden. Bei diesen Anwendungen entspannt sich der gesamte Bauch- und Beckenraum sowie die dazugehörige Rücken- und Beckenmuskulatur.

Ölmassagen
An den schmerzenden Stellen am Rücken und entlang des Beins helfen behutsame Einreibungen mit gereiftem, warmem Sesamöl, besser noch mit ayurvedischem Nervenöl. Anschließend sollten Sie eine feuchtwarme Kompresse, unter Umständen mehrmals, auflegen. Oft ist dadurch eine sofortige Linderung der Beschwerden zu erreichen.

ISCHIASSCHMERZEN können auch durch eine Blockierung oder Reizung des Iliosakralgelenks, dem großen Gelenk zwischen Beckenknochen und Kreuzbein, vorgetäuscht sein. Die Schmerzen strahlen ähnlich wie bei einer Ischialgie aus. Behutsame manuelle Behandlung durch einen erfahrenen Arzt kann hier rasch Abhilfe schaffen.

Ernährung
Wichtig sind jetzt leichte Kost, bei Übergewicht auch Fasten, beispielsweise drei Tage Reisfasten (S. 57), und die Einnahme heißer Flüssigkeiten. Trinken Sie schluckweise heißes Wasser (S. 57), Vata-Tee, und nehmen Sie vorzugsweise nur flüssige Speisen, Suppen und Säfte zu sich.

Gewürzeinreibung
Zerreiben Sie 5 Mandeln, je 1 TL Nelken, Zimt, Kardamom, Knoblauchsaft und 1/4 TL schwarzen Pfeffer, und verrühren Sie dies mit etwas Wasser zu einer Paste. Damit reiben Sie die schmerzenden Stellen ein und wischen nach intensiver Durchwärmung die Gewürzpaste mit einem Tuch wieder ab.

Allergien

Allergien finden an den Grenzschichten von Individuum und Umwelt, nämlich an den Schleimhäuten und an der Haut statt. Das verbindende und schützende Element an diesen Grenzschichten ist Ojas. Bei Allergien ist die Bildung von Ojas durch ein geschwächtes Verdauungsfeuer gestört. An seine Stelle tritt als negatives Pendant Ama, Schlacken- und Giftstoffe, die sich in Juckreiz, Ödemen, Schleimansammlungen, Absonderung von Sekreten, Benommenheit, Müdigkeit und Reizbarkeit äußern.

Wesentlicher Ansatz bei der Behandlung von Allergien ist die Wiederherstellung eines gesunden Agni. Neben den allgemeinen Empfehlungen zu Lebensführung und Tagesablauf (S. 110 ff.)

RASAYANAS (S. 38) unterstützen die Bildung von Ojas ganz wesentlich

AMA KANN SICH AUCH auf psychischer Ebene als Folge belastender Lebenserfahrungen und ungelöster Konflikte bilden

kommen vor allem Fasten- und Reinigungskuren (S. 38) und verdauungsstärkende Kräuterpräparate und Rezepturen zur Anwendung.

Die im Frühjahr und Frühsommer ausgelösten Allergien – Heuschnupfen, Pollenallergie und die allergische asthmatische Bronchitis – sind typische Kapha-Krankheitsbilder. Um Kapha auszuleiten, stellt uns Mutter Natur die geeigneten Heilkräuter zur Verfügung. Verwenden Sie in dieser Jahreszeit frische Küchenkräuter, wie Kresse, Brennessel, Bärlauch, Schnittlauch, im oder als Salat. Auch bittere Tees, wie Schafgarbe, Wermut, Tausendgüldenkraut und Brennessel, reduzieren Kapha, ebenso wie kapha-regulierende Kost (S. 55f.) und viel heiße Flüssigkeiten. Fügen Sie außerdem der Nahrung regelmäßig Kapha-Churna (S. 37) bei.

Vorbeugen

Zu Beginn der Kapha-Zeit, im Februar und März, ist die beste Gelegenheit für mildes Fasten, d.h. etwa einmal pro Woche einen Flüssigkeitstag einzulegen und tierisches Eiweiß zu reduzieren. Auch Ingwertee, verdauungsstärkende Gewürzzubereitungen (S. 89), die Heißwasser-Trinkkur (S. 37) und alle anderen Empfehlungen zur Reduzierung von Ama (S. 56f.) sowie zum Abbau von Kapha sind angezeigt. Ebenfalls vorbeugend wirken Nasya-Anwendungen (S. 25).

Minzöl

Gegen den Druck im Kopf bewährt sich das ayurvedische Minzöl. Geben Sie 1–2 Tropfen auf Ihre Kleidung, und inhalieren Sie damit. Ähnlich wirkt Kapha-Aromaöl, von dem Sie einige Tropfen auf ein Taschentuch geben und nach Bedarf einatmen.

Kurkuma-Honig-Wasser

Lösen Sie 1/4 TL Kurkumapulver und 1 TL hochwertigen Honig in einem Glas Wasser auf, und trinken Sie mehrmals täglich davon.

Gewürzabkochungen

Kochen Sie je 1/2 TL Kreuzkümmel und Ingwer in 50 ml Wasser auf die Hälfte der ursprünglichen Menge herunter. Dies trinken Sie, abgeseiht und jeweils frisch zubereitet, vor dem Mittag- und Abendessen.

Ayurvedische Uhr

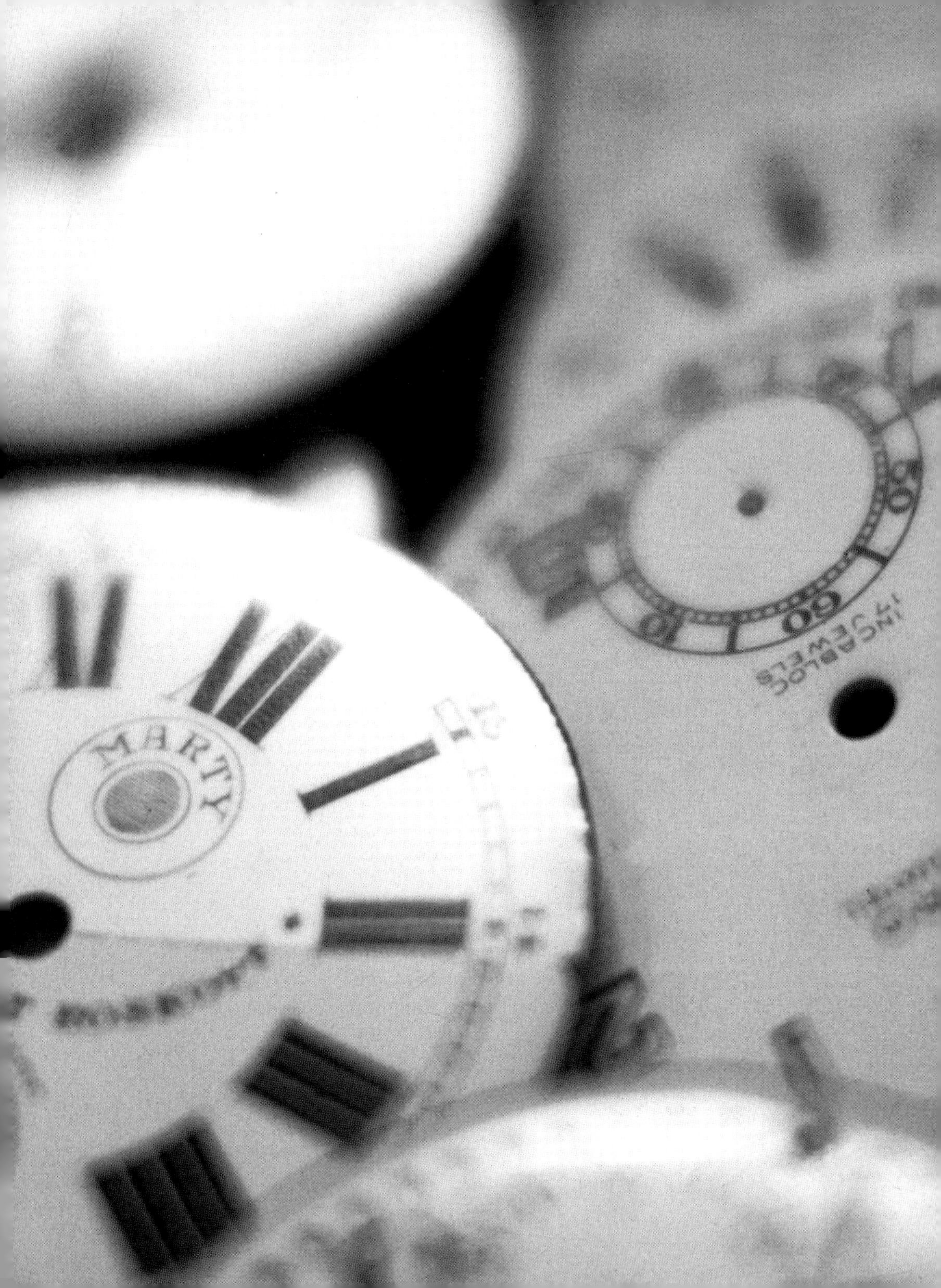
MARTY
INCABLOC
17 JEWELS

Ayus – Lebensspanne

Ayus bedeutet Lebensspanne. Auch unser Wort »ewig« leitet sich davon ab. Es bezeichnet die unendlich lange Zeit und die zeitlose Stille innerer Bewußtheit, in der vollkommene Gesundheit begründet ist.
Eine große praktische Bedeutung haben dabei die Doshas im Spiel der Tages- und Jahreszeiten und für die unterschiedlichen Lebensphasen eines Menschen.

Die Tagesrhythmen

Natürliche Zeitgeber im Laufe eines Tages sind Sonnen- und Mondphasen sowie die Jahreszeiten. Koppeln wir uns von ihnen ab, geraten wir in Schwierigkeiten mit der Synchronisation unserer inneren Uhr. Krankheiten, seelische Störungen und ein schlechter Allgemeinzustand können die Folgen sein.
Die Übergangsphase zwischen der endenden Nacht und des beginnenden Tages ist aus der Sicht der vedischen Weisen von besonderer Bedeutung. Aus der Stille des anbrechenden Tages geht eine subtile, belebende und kreative Energie hervor – prana. Das ist die kosmische Intelligenz, der strömende Odem der atmenden Natur, der alle Wesen nährt und stärkt. Der frühe Morgen ist auch eine Zeit vermehrter Ausscheidungsaktivität des Körpers, die wir ganz natürlich nutzen sollten. Prana nährt und stärkt das Nervensystem, die Sinnesorgane, das Herz und die Lunge und verleiht geistige Frische und Klarheit.
Der Maharishi Ayur-Ved empfiehlt daher, den Tag frühzeitig mit einer geregelten Abfolge von Reinigung und Körperpflege zu beginnen. Gehören Sie zu jenen Menschen, die morgens eine längere Anlaufzeit benötigen, lassen Sie sich nicht abschrecken. Sie müssen Ihre Gewohnheiten am Tagesbeginn nicht sofort aufge-

MIT DEN ERKENNTNISSEN ÜBER PERIodische Abläufe in unserem Körper eröffnet uns die ayurvedische Lehre ein erweitertes Verständnis für die Lebensvorgänge in ihm und ermöglicht eine erfolgreiche Beratung und Behandlung im Krankheitsfall

ben. Beginnen Sie mit dem, was Ihnen spontan zusagt und Ihnen Freude bereitet.

Dinacharya – gesunde Routine für jeden Tag

Der Morgen

DIE EIGENSCHAFTEN von Vata, Leichtigkeit und heitere Frische, beleben und geben Geist und Körper Schwung für den Tag

Versuchen Sie, Ihren Schlafrhythmus an den Tag-Nacht-Rhythmus der Natur anzupassen. Ideal ist es, eine Stunde vor Sonnenaufgang aufzustehen, also noch innerhalb der Vata-Phase, die etwa von zwei bis sechs Uhr morgens reicht, und wenn möglich ohne Weckerklingeln. Richten Sie sich aber auch nach Ihrem gesunden inneren Empfinden, und ändern Sie Gewohnheiten nur allmählich und als Folge glückbringender, positiver Erfahrungen.
Bleibt man zu lange in der Kapha-Phase, die von sechs bis zehn Uhr morgens dauert, im Bett, beginnt der Tag oft schwerfälliger.
Nach dem Aufstehen trinken Sie ein Glas lauwarmes Wasser.
Versuchen Sie dann, ohne Zwang den Darm zu entleeren. Wenn Sie morgens noch nicht gleich Stuhlgang haben, suchen Sie trotzdem als erstes die Toilette auf. Dieses Training erzieht zur Regelmäßigkeit.
Erfrischend und reinigend ist auch ein Glas Wasser mit 1 TL Honig und 1 Schuß Zitronensaft. Beim Zähneputzen sollten Sie die Zunge von Belägen reinigen. Dazu empfiehlt sich eine weiche Zahnbürste oder ein Zungenschaber. Ein weißlich verfärbter Belag gilt im Ayurveda als Indiz für Schlacken- und Giftstoffe, die sich über Nacht angesammelt haben. Durch eine gesunde Lebens- und Ernährungsweise wird Ihre Zunge auch morgens rein sein.
Jetzt folgt die Gandhusa (S. 27). Wenn Sie 1–2 Tropfen Sesamöl in die Nasenlöcher reiben, schützt dies den Nasenvorhof vor Krankheitserregern und ist ein gutes Mittel gegen trockene Nasenschleimhäute. Sesamöl regt auch die Reinigungs- und Verdauungsvorgänge im Körper an.
Bei häufigem Schnupfen und Nebenhöhlenerkrankungen reiben Sie das Öl mehrmals täglich in die Nase und ziehen es hoch. Noch wirksamer ist ein spezielles Nasenreflexöl. Sich lösende Sekrete sollten Sie nicht hinunterschlucken, da sie Giftstoffe enthalten.

Morgens eine Massage
Nehmen Sie regelmäßig ein Abhyanga (S. 24) oder Trockenmassagen (S. 28) vor. Trockenmassagen beleben den Stoffwechsel und aktivieren den Kreislauf.
Nach der Massage können Sie warm duschen oder baden. Für eine vollständige Morgenroutine empfehlen sich regelmäßige Körper- und Meditationsübungen (S. 31 ff.).

Für einen guten Start in den Tag
Wer morgens lange braucht, um wach zu werden, wie Kapha-Typen, dem reicht etwas Obst oder nur Tee oder Saft. Vata-Typen und Pitta-Menschen brauchen dagegen oft ein kräftiges Frühstück. Eine nahrhafte Frühstücksvariante sind eingeweichte Datteln (oder Aprikosen und Rosinen) mit Sahne, 3–5 eingeweichte Mandeln und frisches Obst, die Sie mit Gewürzen wie Ingwer, Kardamom, Zimt, Kurkuma oder Vanille verfeinern können.

Morgenspaziergang
In den ersten Morgenstunden und kurz vor Sonnenuntergang ist prana am stärksten. Ein Spaziergang zu dieser Zeit ist daher besonders für Menschen empfehlenswert, die unter Nervosität, Schlafstörungen, Kopfschmerzen, Verspannungen oder Herz- und Lungenerkrankungen leiden.

Die Mittagszeit

Von zehn Uhr morgens bis zwei Uhr nachmittags ist Pitta-Phase. Gedächtnis, Lernfähigkeit und Kreativität erreichen ihren Zenit. Das Verdauungsfeuer hat jetzt seine stärkste Aktivität.
Die optimale Zeit für das Mittagessen ist gegen zwölf Uhr.
Nach dem Mittagessen sollten Sie 5–10 Minuten entspannen. Ein kleiner Verdauungsspaziergang rundet die Mittagspause sinnvoll ab.

Die »Teepause«

Nach zwei Uhr nachmittags beginnt die Vata-Phase. Die geistige Leistungsfähigkeit erreicht um etwa drei Uhr nachmittags einen Höhepunkt, vorausgesetzt, Ihr Verdauungsfeuer ist gesund und kräftig, und Sie fühlen sich nach dem Essen frisch, leistungsfähig und nicht müde. Gegen vier Uhr kommt dann eine Wende im Tagesrhythmus. Jetzt kann man eine Teepause einlegen, die noch einmal Elan für die restlichen Stunden des Tages gibt.

VOR DEM Abendessen ist der beste Moment für entspannende Übungen und Meditation

Der Abend

Ab etwa sechs Uhr abends übernimmt Kapha die Führung unseres inneren Rhythmus. Essen Sie gleich zu Beginn dieser Zeitspanne eine kleine Mahlzeit, denn später ist der Stoffwechsel wieder träge. Der Abend sollte zur Erholung und zur Einstimmung auf die Nachtruhe dienen.

Die Nacht

Ab zehn Uhr abends beginnt die Zeit von Pitta, die etwa bis zwei Uhr morgens anhält. Der erneut aktive Stoffwechsel produziert Wärme für den Schlaf und dient der nächtlichen Erholung der Verdauungsorgane. Jetzt ist auch die beste Zeit für die Verarbeitung der Erlebnisse und Eindrücke des vergangenen Tages.
Zwischen zwei und sechs Uhr morgens dominiert wieder Vata: Gegen zwei Uhr erreicht die Melatoninausschüttung, eine wichtige Substanz für Wachstum, Schlaf, Traumgeschehen und Immunsystem, ihr Maximum. In den nächsten Stunden beginnt die intensive Traumphase. Nutzen Sie die Heilkraft des Schlafs, und beginnen Sie den Tag ausgeruht, voller Inspiration und vor allem – frühzeitig.

Die Doshas im Laufe der Jahreszeiten

Nach ayurvedischer Auffassung spiegeln sich die Eigenschaften der Doshas in denen der Jahreszeiten wieder. Zur Wahrung des Gleichgewichts empfiehlt es sich daher, die »Jahreszeitenroutine«, ritucharya, zu beachten.

IN DER REGEL IST DIE Jahreszeit, in der Sie am meisten auf die Bedürfnisse Ihres Körpers achten sollten, die Ihres Konstitutionstyps: der Sommer für Pitta-Menschen, der Winter für Vata-Menschen und der Frühling für Kapha-Menschen. Halten Sie sich in »Ihren« Monaten an die Ernährungsempfehlungen für Ihre Konstitution (S. 53 ff.).

Auch bei der Anpassung von Ernährung und Lebensweise an die einzelnen Jahreszeiten wollen wir nicht starren Regeln, sondern unseren natürlichen Instinkten folgen, die sich auch in besonderen Verlangen und Abneigungen bei Nahrungsmitteln und im Verhalten ausdrücken.
Anfang April beginnt die Zeit von Vata. Es bringt Wende und Erneuerung mit sich: In unserem

Körper haben sich über die Wintermonate hinweg Kapha, Stoffwechselschlacken und Giftstoffe, angesammelt. Daher empfiehlt sich jetzt ein Entlasten und Reinigen des Körpers. Beachten Sie dazu die Empfehlungen für die Entschlackungs- und Entgiftungskur auf Seite 56f. und zum Pancha Karma (S. 23f.). Essen Sie in dieser Zeit leichte Gerichte, die nicht belasten. Vor allem die Heißwasser-Trinkkur (S. 57f.), 2–3 Wochen lang durchgeführt, ist jetzt besonders wertvoll. Gleichzeitig können Sie täglich 1–2 Tassen Kapha-Tee trinken. Auch über mehrere Wochen hinweg täglich 1–2 EL Amrit Kalash (S. 38) mobilisieren jetzt Ihre Abwehrkräfte.

Die folgenden Sommermonate sind von Pitta bestimmt. Um das in dieser Zeit schwächere Verdauungsfeuer anzuregen, sollten Sie Ihre Speisen schärfer würzen. Meiden Sie pralle Sonne und direkte UV-Bestrahlung. Die noch schwachen Sonnenstrahlen am Morgen hingegen erfrischen und verjüngen. Zum Schutz vor Sonnenallergien, Hautreizungen und Pigmentflecken ist die tägliche Einreibung mit Sesamöl zu empfehlen. Pitta-Menschen mit empfindlich reagierender Haut auf Sesamöl sollten für die Massage statt dessen besser Kokosöl verwenden.

Bei der Zusammenstellung Ihres Speiseplans legen Sie besonderen Wert auf Salate und leichte Gemüsegerichte. Und stillen Sie Ihren Durst mit heißem Wasser. Darüber hinaus empfiehlt es sich, täglich 1–2 Tassen Pitta-Tee zu trinken.

Der Spätsommer schließlich wirkt ausgleichend und besänftigend auf Körper, Geist und Seele.

Als gesunde Routine zur Vorbereitung auf den Winter, wenn wir dazu neigen, Kapha und Ama anzusammeln, bewähren sich milde Fastentage. Legen Sie in diesem Fall im September einmal pro Woche einen Entlastungstag ein, an dem Sie nur Flüssigkeiten, wie heiße Suppen, pflanzliche Gemüsebrühen und Tees, zu sich

VATA IST BEI JEDEM JAHRESZEITENwechsel sehr empfindlich. Am Übergang von kalter zu warmer Jahreszeit und umgekehrt sollten Sie deshalb verstärkt auf Vata achten und Maßnahmen zu seiner Regulierung zu ergreifen

WENN SIE ES VERtragen, können Sie auch einmal in der Woche einen Saunabesuch einlegen. Trockensauna ist besonders günstig für Kapha-Typen, Dampfsauna noch wohltuender für Vata-Menschebn. Schützen Sie Ihre Augen immer mit einem feuchten Tuch vor der Hitzeeinwirkung. Kühlen Sie sich nach dem Schwitzen nicht zu abrupt ab.

IM SPÄTSOMMER, WENN es noch mild, aber bereits feuchter ist, und die Nächte wieder kühler werden, sammelt sich Kapha im Körper an

nehmen. Ebenfalls sehr gut sind dann täglich 2–3 Tassen Kapha-Tee. Und zur Stärkung der Abwehrkräfte nehmen Sie zudem täglich 1–2 TL Amrit Kalash (S. 38) ein.

Der Herbst bringt wieder eine Wende. Schützen Sie sich in den Vata-Monaten Oktober und November vor Wind und Kälte. Tägliche Massagen mit Sesamöl halten den Körper warm und erleichtern ihm den Übergang zur kalten Jahreszeit.

Zur Beruhigung von Vata sollten Sie vata-regulierende Kost (S. 53f.) essen und mehrmals täglich eine Tasse Vata-Tee trinken. Auch ein Vata-Churna (S. 37) tut gut.

Der Winter, solange er kalt, rauh und trocken ist, ist ebenfalls die Zeit von Vata. In unserem Körperinnern dominiert jedoch Pitta. Es heizt unseren inneren Ofen an, um uns vor der Kälte zu schützen. Die Verdauung ist in dieser Zeit besonders aktiv. Essen Sie in den kommenden Monaten überwiegend kohlehydratreiche und fette Nahrungsmittel, um genügend Energie zu erhalten. Die Gerichte sollten immer gut gewürzt sein, da sich sonst durch Schlackenstoffe und Stoffwechselabfälle im Körper ansammeln. Trinken Sie viel heißes Wasser und andere heiße Getränke.

In den Monaten Februar und März, vor allem zur Zeit der Schneeschmelze und bei naßkaltem Wetter, dominiert wieder Kapha und sammelt sich im Körper an. Mit den ersten Frühlingstagen sollten Sie daher Ihren Körper von »Altlasten« des Winters befreien, um gestärkt ins Frühjahr zu gehen.

Lebensphasen und Doshas

Die drei Doshas Vata, Pitta und Kapha bestimmen auch unsere Lebensabschnitte:

Die Kindheit ist die Kapha-Phase unseres Lebens, in der Gewebe aufgebaut wird und der Körper Struktur erhält.

Im Erwachsenenalter dominiert Pitta. Geprägt ist dieser Lebensabschnitt von Aktivität und Schaffenskraft.

Alte Menschen befinden sich in der Vata-Phase.

An den Übergangsphasen von einem Dosha zum anderen findet immer eine Veränderung statt, in der der Mensch eine kritische Zeit durchlebt.

Ayur-
vedisches
Fitneß-
wochenende

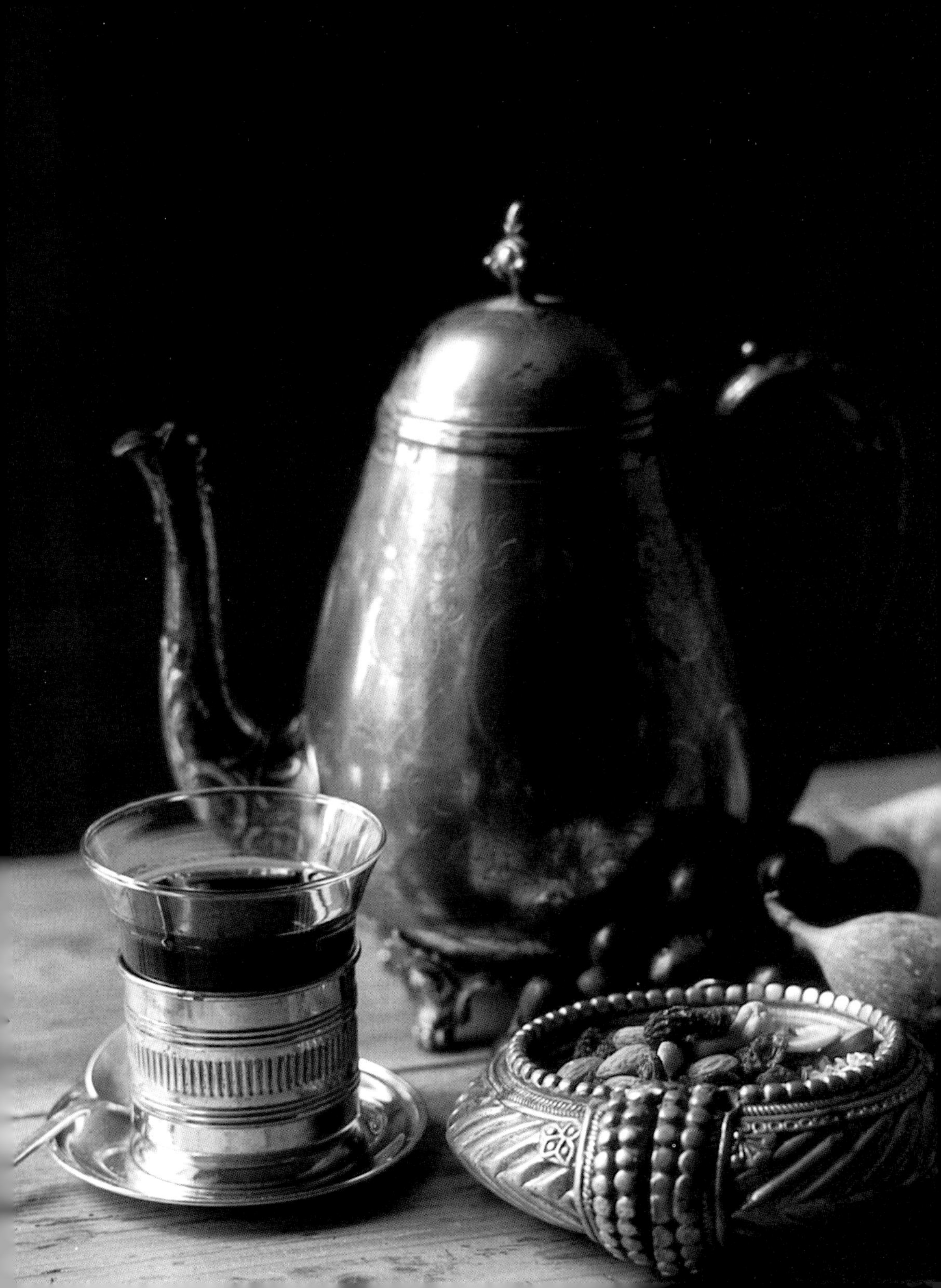

Das Fitneß-programm

Folgen Sie den Empfehlungen je nach Ihren persönlichen Bedürfnissen und Möglichkeiten, denn das Wochenende soll Ihnen Freude machen.

Entspannungsübungen sollten Sie das gesamte Wochenende über jeweils vor dem Frühstück und dem Abendessen miteinbeziehen.

Freitag

Nachmittag

Stellen Sie sich auf zweieinhalb Tage Erholung, Abbau von körperlichem Ballast und Neuformung körperlich-geistiger Strukturen ein.

Abend

Wenn Sie Zeit und Muße haben, können Sie Freitag abend nach einer Dusche oder einem Bad 5 Minuten lang Prana Yama (S. 34) und 10–15 Minuten lang Yoga-Übungen durchführen.

Wählen Sie zum Abendessen ein leichtes Gemüsegericht oder eine Gemüsesuppe, die Sie verdauungsanregend würzen, und servieren Sie trockenes oder gelagertes Brot, mit etwas Ghee bestrichen, als Beilage.

Die folgenden Verdauungstrunks (pachana, S. 58) sollten Sie (das Wochenende über) eine Viertelstunde vor jeder Mahlzeit einnehmen:

Vata-Typ: 1 TL Ingwersaft mit 1 TL Vollrohrzucker, 1 Prise Salz und 1 TL Zitronensaft

Pitta-Typ: Dünner Ingwertee aus der frischen Wurzel (eine kleine Scheibe auf 1/2 l Wasser) mit etwas Vollrohrzucker

Kapha-Typ: 1 EL Ingwersaft, frisch gepreßt, mit 1 TL Honig

Zum Essen können Sie während dieser Tage schluckweise heißes Wasser, Vata-Tee oder einen milden Kräutertee trinken.

Der Rest des Abends dient der

VOR DEM SCHLAFENGEHEN VERrühren Sie zur Entlastung der Verdauung 1 EL Rizinusöl in etwas Wasser mit 1 Schuß Zitrone, 1 Prise Salz sowie etwas Ingwerpulver und trinken dies

Entspannung. Das gilt auch für Samstag- und Sonntagabend.
Nach einem Verdauungsspaziergang gönnen Sie sich vielleicht noch ein warmes Vollbad mit entspannenden Zusätzen wie Lavendel- oder Sandelholzöl.

Schlafengehen
Legen Sie ruhige Musik auf, und lassen Sie Vata-Aromaöl in einer Duftlampe im Schlafzimmer verströmen.
Geben Sie vor dem Einschlafen etwas Ghee oder einen Tropfen Mandelöl in jede Nasenöffnung, und verstreichen Sie etwas von dem Öl »Himmlische Ruhe I« auf der Stirn. Gehen Sie vor 22 Uhr zu Bett, und berücksichtigen Sie die Empfehlungen für einen gesunden Schlaf (S. 93 ff.).

Samstag

Morgen
Beginnen Sie den Tag frühzeitig, und folgen Sie der ayurvedischen Morgenroutine (S. 110 f.).
Nehmen Sie vor den morgendlichen Meditationsübungen ein heißes Bad oder eine Dusche.

Frühstück
Kapha-Typ: Heißes Wasser (S. 57), verdünnte, frische Säfte oder etwas Obst
Pitta-Typ: Etwas Obst oder ein Glas raumtemperiertes Wasser mit ein wenig Honig
Vata-Typ: Eingeweichte Mandeln und Trockenfrüchte oder ein Dinkelbrei, mit Wasser oder Milch kurz aufgekocht und mit Ahornsirup, Kardamom, Zimt, Ingwer und Kurkuma abgeschmeckt
Danach machen Sie einen ausgedehnten Spaziergang, Bewegungsübungen oder Suryanamaskar (S. 31).

Mittag
Mittags gibt es eine Suppe aus Reis und Mung-Dhal (S. 59), ein Lassi (S. 58) und bei großem Hunger trockenes Brot, Knäckebrot oder Toast.
Entspannen Sie sich nach dem Mittagessen, machen Sie einen Verdauungsspaziergang und später Bewegungsübungen. Jetzt ist auch Zeit für ausgleichende Hobbys.

Abend
Essen Sie wie mittags, und schließen Sie einen Spaziergang an. Jetzt ist die beste Zeit für Gesichtspflege und eine Maske (S. 83 f.).

Schlafengehen
Gehen Sie wieder früh zu Bett, und berücksichtigen Sie die Emp-

fehlungen für einen gesunden Schlaf (S. 93 ff.).

Sonntag

Morgen
Beginnen Sie den Tag mit der ayurvedischen Morgenroutine (S. 110 f.), und nehmen Sie ein etwas kräftigeres Frühstück zu sich. Danach können Sie etwas Sport treiben oder einen kleinen Ausflug unternehmen.

Mittag
Für den Mittagstisch steht heute ein ayurvedisches Sonntagsmenü auf dem Programm, mit dem Sie sich und Ihre Familie verwöhnen können.
Als verdauungsfördernden Aperitif servieren Sie einen Ingwercocktail (S. 60). Als Hauptgang gibt es Basmatireis und Spargel-Zucchini-Gemüse mit Basilikumsoße (S. 61), dazu Mung-Dhal und Puris (S. 62). Als Getränk bereiten Sie ein Lassi (S. 58) zu. Zum Abschluß gibt es ein Feigen-Sahne-Dessert (S. 62). Anschließend machen Sie einen ausgedehnten Verdauungsspaziergang. Den Nachmittag sollten Sie zu Ihrer freien Verfügung haben.

Abend
Zum Abendessen servieren Sie eine leichte Gemüse- oder Reissuppe. Danach entspannen Sie und machen Ihren Abendspaziergang.

Schlafengehen
Lassen Sie den letzten Abend des Wochenendes entspannt und nicht zu spät ausklingen, und berücksichtigen Sie die Empfehlungen vom Freitagabend.

VORMITTAGS oder nachmittags empfiehlt sich auch ein Saunabesuch oder ein Dampfbad

Anhang

Glossar

Sanskrit (samskrta), die alte indische Hochsprache, bedeutet »vervollständigt« oder »zusammengesetzt« (setzen/tun = krta und zusammen = sam). Es ist in zwei Hauptgruppen unterteilt: das ältere vedische Sanskrit und klassisches Sanskrit.

Zur Aussprache der Sanskrit-Wörter:

Die übliche Sprechweise ist englisch-phonetisch:
Die Vokale werden wie im Deutschen ausgesprochen. A, i, u sind kurz (a¯, i¯, u¯ sind lang, werden aber in diesem Buch nicht berücksichtigt), e und o werden immer lang ausgesprochen.
»Sh« als »sch«
(Shiva = Schiva)
»V« als »W«
(Vata = Wata)
»Ch« als »Tsch«
(Churna = Tschurna)
»J« als »Dsch«
(Rajas = Radschas)
»Y« als J
(Yoga = Joga)
»H« wie das deutsche H mit einem leisen Nachklang des vorangehenden Vokals

Die Betonung erfolgt nach der Quantität der vorletzten Silbe. Ist diese lang, hat sie den Akzent, ist sie kurz, liegt der Ton auf der drittletzten Silbe.

A

Abhyanga: Tägliche Ölmassage (S. 24).
Achara Rasayana: Rasayana des Verhaltens, positive Charakterzüge als Heilmittel (S. 37).
Agni: Verdauungsfeuer, biologisches Feuer, universelles Prinzip, das nicht nur die Stoffwechselaktivität des Menschen, sondern auch seine Vitalität, die »Lebensflamme« an sich bezeichnet (S. 51).
Ahara: Die ayurvedischen Essensregeln (S. 52).
Ama: Stoffwechselschlacken und Giftstoffe – körperlich wie geistig –, die in den Zellen des Körpers abgelagert werden (S. 52).
Amrit Kalash: Ein Rasayana mit zahlreichen Heilwirkungen (S. 38).
Anupanam: Transportmedium für die Heilstoffe ayurvedischer Präparate. Häufige Anupanams sind Milch, Honig, Kaffee, weißer Kandis- und Vollrohrzucker (S. 37).
Apana-Vata: Subdosha von Vata, mit Hauptsitz im unteren Bauchraum, in den Unterleibs- und Geschlechtsorganen (S. 13).
Asana: Bedeutet übersetzt »bequeme Stellung« und bezeichnet die Körperstellungen beim Yoga (S. 29).
Asthi: Eine der sieben Gewebearten, das Knochengewebe (S. 14).
Asthanga Hridaya: Lehrschrift über das »Herz der achtgliedrigen Medizin« von Vaghabata aus dem 7. Jh. n. Chr. Gemeinsam mit der Caraka und der Sushruta Samhita werden diese Texte als das große Trio bezeichnet (S. 9).

B

Basti: Reinigende und nährende oder darmberuhigende Einläufe (S. 25).

C

Caraka: Indischer Arzt, der etwa 600 v. Chr. die Caraka

Samhita niederschrieb. Zusammen mit der Sushruta Samhita bildet sie die älteste schriftliche Grundlage des Ayurveda (S. 9).
Churna: Medizinische Mischung aus pflanzlichen und mineralischen Pulvern (S. 37).

D

Dhatu: Körpergewebe, der Ayurveda unterscheidet sieben verschiedene (S. 14), die auch auf feinstofflicher Ebene, als primordiale Dhatus präsent sind.
Dosha: Grundlegendes Regulationssystem, das die Funktionsweise unseres Organismus bestimmt. Ayurveda unterscheidet die Doshas Vata, Pitta und Kapha, die alle drei in jedem Menschen vorhanden, jedoch von Geburt an in einem für jeden charakteristischen Verhältnis angelegt sind. Das jeweils dominierende Dosha prägt mit seinen Eigenschaften die körperlichen und geistigen Merkmale des betreffenden Menschen und damit seine Konstitution oder Natur (S. 9).
Dinacharya: Die ayurvedischen Tagesregeln oder Tagesroutine (S. 110).

G

Gandharva-Ved: Der Gandharva-Ved ist einer der 20 Therapieansätze des Maharishi Ayur-Ved. Auch diese alte indische Musikgattung, die über viele Jahrhunderte in Vergessenheit geraten war und in den letzten Jahren eine Renaissance erlebt, hat ihren Ausgangspunkt in der Schau der vedischen Weisen. Sie bezeichnen Gandharva-Ved als die »ewige Musik der Natur«. Gandharva-Ved wird als Musiktherapie sowohl zur Vorbeugung als auch zur Behandlung bestimmter Gesundheitsstörungen und zur Harmonisierung eingesetzt (S. 66).
Gandhusa: Mundspülung mit erwärmten und gereiftem Sesamöl (S. 27).
Garshan: Trockenmassage am ganzen Körper mit Handschuhen aus Rohseide (S. 28).
Ghee: Erwärmtes und zerlassenes Butterfett. Neben Milch und Honig ist Ghee eines der drei naturgegebenen Rasayanas und gilt im Ayurveda als Lebenselixier (S. 59).
Ghrita: Mit Heilkräutern und Mineralstoffen versetztes Ghee (S. 37).
Guti: Pillen und Tabletten aus Pflanzenpulvern, Mineralien und Aschen (S. 37).

K

Kalka: Pasten aus Heilpflanzen und Gewürzen, angerührt mit Wasser, Milch, Honig oder Ghee (S. 37).
Kapha: Das aus den beiden Elementen Wasser und Erde abgeleitete Dosha. Es ist für die Körperstrukturen und den Flüssigkeitshaushalt verantwortlich und steht für biologische Stärke und Ausdauer (S. 13).
Kavala: Mundspülung mit erwärmtem Öl, bei der, anders als bei dem Gandhusa, der Mund vollkommen mit Öl gefüllt wird (S. 70).

M

Marma: Verbindungspunkt zwischen Bewußtsein und Materie. Insgesamt gibt es 107 Marmapunkte auf der Haut, die durch Berührung stimuliert werden können (S. 84).

N

Nasya: Eine Anwendung des Pancha Karma, die aus einer fein aufeinander abgestimmten Abfolge von Ölmassagen, Kräuterkopfdampfbad, Kompressen und Nasenspülungen mit Kräuterölen besteht (S. 25).

O

Ojas: Feinstoffliches Stoffwechselendprodukt, entsteht bei vollständiger Verdauung (S. 52).

P

Pachanas: Verdauungsstärkende Gewürzzubereitungen (S. 58).
Pancha Karma: Ayurvedische Reinigungstherapien, die den Körper von schädlichen Ablagerungen befreien und das Gleichgewicht der Doshas und damit auch das geistig-körperliche Gleichgewicht wieder herstellen (S. 23).

Pinda Sweda: Ganzkörpermassage mit einer warmen Reis-Getreide-Abkochung (S. 24).

Pitta: Das aus dem Element Feuer abgeleitete Dosha. Es gilt als Stoffwechselprinzip und ist zuständig für Verdauungs- und Stoffwechselvorgänge sowie den Wärmehaushalt (S. 13).

Pizzi Chilli: Ganzkörperölguß mit warmen Kräuterölen und Simultanmassage (S. 24).

Prana: Lebenspendende Atem- und Nervenenergie (S. 73, 109).

Prana Yama: Ayurvedische Atemübung, auch »ausgeglichenes Atmen« genannt (S. 34).

Pratimarsha Nasya: Ayurvedische Anwendung, bei der Öl in die Nase eingebracht wird (S. 29).

R

Rasa: Dieses Sanskrit-Wort steht einerseits für Geschmack(-srichtung), andererseits für das erste Körpergewebe, das Plasma oder die Zellflüssigkeit (S. 96).

Rasayana: Traditionelles ayurvedisches Kräuter- oder Mineralstoffpräparat zur Regeneration und Verbesserung des körperlichen Allgemeinzustands (S. 38).

Ritucharya: Ayurvedische Jahreszeitenroutine (S. 112).

S

Samhita: Schriftsammlungen, aus denen sich die Veden zusammensetzen (S. 9).

Srotas: Körperkanäle, die dem Stofftransport dienen: Bronchien, Magen-Darm-System, Blutgefäß- und Lymphgefäßsystem, Kapillaren, Poren in der Zellwand und Transportwege in den Zellen selbst (S. 14).

Suryanamaskar: »Sonnengruß«, zwölfteilige ayurvedische Körperübung (S. 31).

Sushruta: Indischer Chirurg und Verfasser der Sushruta Samhita (ca. 700 v. Chr.), die gemeinsam mit der Caraka Samhita die älteste Grundlage des Ayurveda (S. 9).

T

Taila: Medizinierte Öle, meist Sesam- oder Kokosöl, die mit Heilkräutern versetzt sind (S. 38).

Tri-Katu: Übersetzt die »dreifache Schärfe«, eine Gewürzmischung aus Ingwer, Langkornpfeffer und schwarzem Pfeffer, die zur Regulierung der Verdauung eingesetzt wird (S. 46).

Triphala: Klassische ayurvedische Heilpflanzenmischung aus Amlafrüchten, Haritaki und Bibhitaki, die vielfach angewendet wird (S. 46).

U

Udvarthana: Reibemassage am ganzen Körper mit einem Brei aus Ölen und Getreide, die von zwei Therapeuten simultan ausgeführt wird (S. 24).

V

Vagbhata: Indischer Arzt, der 700 n. Chr. die Ashtanga Hridaya Samhita verfaßte (S. 9).

Vata: Das aus den beiden Elementen Luft und Raum abgeleitete Dosha. Es steht für Bewegung und Fluß und ist verantwortlich für alle Bewegungsabläufe im Körper. Zudem steuert Vata das Wachstum, regelt die Aktivität von Körper und Geist und kontrolliert die beiden anderen Doshas (S. 12).

Veden: Die Veden, von Veda, »vollständiges Wissen«, gelten als die ältesten Belege der indischen Kultur und werden auch als das älteste überlieferte Wissensgut der Menschheit betrachtet. Bei diesen in Sanskrit verfaßten Texten handelt es sich nicht um ein einzelnes Werk, sondern um eine eigene Literaturgattung. Ihre Niederschrift ist von 3000 v. Chr. bis 800 n. Chr. datiert (S. 9).

Y

Yoga: Eines der sechs Systeme der indischen Philosophie. Im Westen ist Yoga überwiegend als körperliches Übungssystem bekannt (S. 29).

Adressen und Bücher

Adressen, die weiterhelfen

Deutschland
Maharishi Ayur-Ved
Gesundheitszentrum
Rothenbaumchaussee 26
20148 Hamburg
Tel.: 0 40 / 45 20 80
Fax: 0 40 / 44 76 97

Maharishi Ayur-Ved
Gesundheitszentrum
Wilhelm-Busch-Str. 1
49661 Cloppenburg
Tel.: 0 44 71 / 8 12 18
Fax: 0 44 71 / 8 12 19

Maharishi Ayurveda
Gesundheitszentrum
Am Berg 11
49143 Bissendorf
Tel.: 0 54 02 / 7 50
Fax: 0 54 02 / 75 46

Maharishi Ayur-Ved
Gesundheitszentrum
Elsen, Raiffeisenstr. 6
33106 Paderborn
Tel.: 0 52 51 / 7 23 67
Fax: 0 52 51 / 7 23 67

Parkschlößchen
Bad Wildstein
Wildbadstr. 201
56841 Traben-Trarbach
Tel.: 0 65 41 / 7 05-0
Fax: 0 65 41 / 70 51 20

Maharishi Ayur-Ved
Gesundheits- und Seminarzentrum
Am R.-Kampe-Sprudel
56130 Bad Ems
Tel.: 0 26 03 / 22 20
Fax: 026 03 / 31 22

Maharishi-Institut für
Ayur-Ved
Kurhotel Breitenbrunnen
77887 Sasbachwalden
Tel.: 0 78 41 / 68 20
Fax: 0 78 41 / 2 31 22

Maharishi Ayur-Ved
Am Starnberger See GmbH
Hindenburgstr. 21
82343 Pöcking
Tel.: 0 81 57 / 71 33
Fax: 0 81 57 / 70 68

Maharishi Ayur-Ved
Gesundheitszentrum
Regensburg
Hans-Sachs-Str. 9b
93049 Regensburg
Tel.: 09 41 / 2 67 71
Fax: 09 41 / 2 22 94

Österreich
Maharishi Ayur-Ved GmbH
Biberstr. 22/2
A-1010 Wien
Tel.: 00 43 - 1 / 5 12 78 59
Fax: 00 43 - 1 / 5 13 96 60

Maharishi Ayur-Ved
Gesundheitszentrum
Bahnhofstr. 19
A-4910 Ried
Tel.: 00 43 - 77 52 / 8 81 10
Fax: 00 43 - 77 52 / 86 62 24

Maharishi Ayur-Ved
Gesundheitszentrum
Hotel Schloß Pichlarn
A-8952 Irdming
Tel.: 00 43 - 36 82 / 22 84 10

Schweiz
Maharishi Ayur-Ved
Gesundheitszentrum
Pilgerheim
CH-6377 Seelisberg
Tel.: 00 41 - 43 / 31 27 96

Die Adressen von Ärzten mit ayurvedischer Zusatzausbildung erhalten Sie bei der:

Deutschen Gesellschaft
für Ayurveda
Sekretariat: Wildbadstr. 201
56841 Traben-Trarbach
Tel.: 0 65 41 / 58 17
Fax: 0 65 41 / 70 51 20

Transzendentale Meditation (TM)

Grundkurse für Transzendentale Meditation schließen neben der eigentlichen Meditationstechnik auf Wunsch auch Yoga-Asanas und ayurvedische Körper- und Atemübungen ein.
Die Kurse werden in allen Maharishi Ayur-Ved Gesundheitszentren und zusätzlich in mehr als 100 Städten im deutschsprachigen Raum angeboten.
Die genaue Anschrift des TM-Lehrinstituts in Ihrer Nähe erhalten Sie in:

Deutschland
GTM
Gesellschaft für Transzendentale Meditation
Deutscher Verband e.V.
Am Berg 2
49143 Bissendorf
Tel.: 0 54 02 / 85 59 + 84 83
Fax: 0 54 02 / 87 38

Schweiz
TM Info Service
CH-6377 Seelisberg
Tel.: 00 41 - 43 / 33 11 44

Österreich

Internationale Meditations-
gesellschaft (IMS)
Österreichischer Verband
Biberstr. 22/2
A-1010 Wien
Tel.: 00 43 - 1 / 5 12 78 59

Wissenschaftliche Auskünfte
und Literatur zur Transzendentalen Meditation:

Dokumentationsdienst der
Deutschen MERU-Gesellschaft
Am Berg 2
49143 Bissendorf
Tel.: 0 54 02 / 88 33
Fax: 05402/7149

Lieferanten für alle genannten ayurvedischen Produkte und Gandharva-Ved-Musikaufnahmen

MTC Holland
Postbus 8811
NL-6063 ZG Vlodrop
Tel.: 00 31 - 47 42 / 42 42
Fax: 00 31 - 47 42 / 40 55
Postanschrift Deutschland
Postfach 1417
41840 Wegberg
Tel.: 0 24 32 / 23 18 oder
24 94

Österreich
Maharishi Ayur-Ved GmbH
Biberstr. 22/2
A-1010 Wien
Tel.: 00 43 - 1 / 31 27 96
Fax: 00 43 - 1 / 31 52 86

Buchempfehlungen

Ayurveda für jeden Tag
Dr. E. Schrott
Mosaik Verlag, München
ISBN 3-576-10199-3

Die köstliche Küche des
Ayurveda
Dr. E. Schrott
Mosaik Verlag, München
ISBN 3-576-10512-3

Menschlicher Körper – Ausdruck des Veda und der vedischen Literatur
Tony Nader
M.V.U-Press, Vlodrop,
Niederlande
ISBN 90-71750-18-03

Selbsthilfe durch Meditation
Th. Gottwald/W. Owald
mvg-Verlag, München
ISBN 3-478-03640-2

Maharishi Gandharva-Ved
Die klassische Musik
der vedischen Hochkultur
G. Hartmann
M.V.U-Press, Vlodrop,
Niederlande
ISBN 90-71750-12-4

Freedom from Disease
How to Control free Radicals,
a Major Cause of Ageing and
Disease
H. Sharma
Veda Publishing, Toronto,
Kanada
ISBN 1-895958-00-8

Heike Bettendorf

Wassergymnastik

Das ideale Trainingsprogramm für Gesundheit, Figur und Kondition. Effektiv und schonend.
96 Seiten, 80 s/w-Fotos, 85 Zeichnungen
ISBN 3-576-10601-4

Sanfte Bewegungen unter Wasser stärken die Muskeln, machen das Gewebe straff und elastisch, bringen Atmung und Kreislauf in Schwung - und schonen Sehnen und Gelenke. Dieses effektive Übungsprogramm trainiert den ganzen Körper, macht ihn fit und schön. Für Menschen jeder Altersgruppe.

Sabine Schwabenthan / Vivian Weigert

Natürliche Heilmittel für Kinder

Damit Ihr Kind sich wohlfühlt. Wickel, Kompressen, Kräuter-Rezepte, Packungen, Güsse und Bäder.
160 Seiten, 10 s/w-Fotos
ISBN 3-576-10606-5

Bei kleineren Verletzungen und leichten Erkrankungen von Kindern sind Hausmittel schonender als Medizin. Das erfolgreiche Autorenteam Schwabenthan/Weigert hat eine Sammlung dieser altüberlieferten Naturheilweisen und Rezepturen zusammengestellt. Ein Ratgeber für verantwortungsbewußte Eltern.

Janet Balaskas

Massage und Gymnastik für Schwangere

Die natürliche Vorbereitung auf die Geburt. Massage, Ernährung, Yoga und Gymnastik.
96 Seiten, 10 s/w-Foto, 55 Zeichnungen
ISBN 3-576-10607-3

Beinahe jede werdende Mutter setzt sich während der Schwangerschaft intensiv mit sich und ihrem Körper auseinander. Janet Balaskas bietet in ihrem Buch erprobte Massage-, Yoga- und andere Körperübungen an, einfühlsam und leicht verständlich.

Christine Brasch/Inga-Maria Richberg

Schwanger mit Leib und Seele

Der ehrliche Ratgeber für die aufregendsten neun Monate. Gefühle, Hoffnungen, Vorsorge, Geburt, Wochenbett.
160 Seiten
ISBN 3-576-10609-X

Dieser Ratgeber stellt die Gefühle werdender Eltern in den Mittelpunkt. Anliegen der Autorinnen ist es, direkt und ehrlich über Unsicherheiten, Probleme und Zweifel zu informieren, denen werdende Eltern während einer Schwangerschaft und in der Zeit nach der Geburt ausgesetzt sind. Sie zeigen, wie beide Partner mit diesen normalen, sogar notwendigen Ängsten umgehen und sich gegenseitig helfen können.

Peter Walker

Babymassage

Körperliches und seelisches Wohlbefinden für Ihr Baby. Hilfe bei Schlafbeschwerden, Blähungen, kleinen Wehwehchen.
96 Seiten, 10 s/w-Fotos, 97 Zeichnungen
ISBN 3-576-10608-1

Die einzelnen Massagetechniken in diesem Handbuch folgen der natürlichen Entwicklung von Babies, so daß Eltern den Band fortlaufend benutzen können. Detaillierte Illustrationen zeigen genau, wie die Babymassage richtig ausgeführt wird.

Dorothea Kammerer

Die lieben Geschwister

Ihre Rivalitäten verstehen - ihren Zusammenhalt stärken
128 Seiten, 10 s/w-Fotos
ISBN 3-576-10610-3

Hier finden Sie kompetenten Rat, wenn es um Geschwisterrivalitäten und Rollenverteilung geht, um die eigene (Un-)Gerechtigkeit oder „Lieblingskinder". Ein praxisnahes Buch mit vielen realistischen Beispielen und fundiertem pädagogischem Hintergrund.

Erhältlich überall dort,
wo es Bücher gibt.

Mosaik

MOSAIK RATGEBER
...denn Kompetenz ist die beste Hilfe